零基础
学会艾灸

极简艾灸养生经，极简艾灸祛病法，步步详解艾灸养生

首都医科大学教授、主任医师 刘红　主编

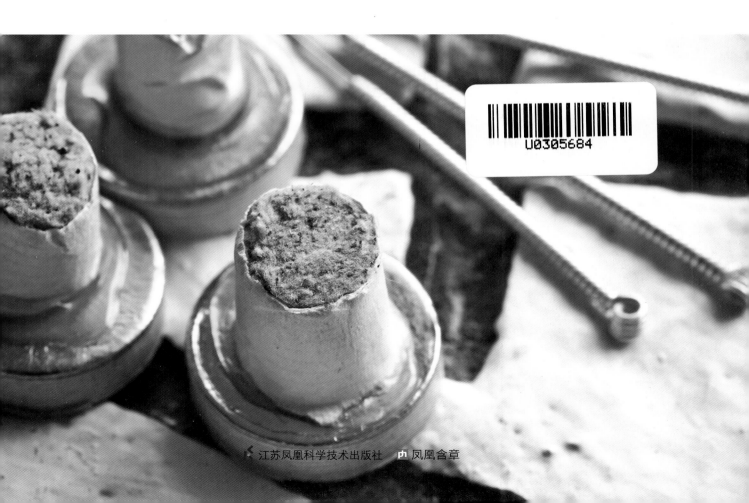

江苏凤凰科学技术出版社　凤凰含章

零基础轻松学传统中医

当人们腹痛的时候，会情不自禁地用手去按揉腹部；腰酸背痛的时候，会寻出竹罐或玻璃杯，在疼痛的部位拔几个火罐；天气炎热中暑的时候，会拿只碗，用碗沿一遍一遍地刮背部，直到红痧布满背部……

这些看似不起眼的"土办法"，正是排解了千千万万患者病痛的中医外治法——中医不仅有祖传下来的中草药和泛黄的古书；不仅仅有阴阳五行之类高深玄妙的理论，还有见效迅速、人人能够掌握的如推拿按摩、拔罐刮痧、艾灸针灸等外治之法。

中医的外治疗法历史非常悠久，早在《黄帝内经》《伤寒论》《千金方》等医学著作中就有记载，在马王堆汉墓出土的医学资料中，也记载有药浴、外敷、导引、推拿等多种外治疗法，医圣张仲景更是外治疗法的大师，他创制的熏方、洗方、塞鼻方、阴道坐药等，对后世的影响极大，他甚至将葱管插入病人尿道，从葱管另一端吹气导尿，治愈了急性尿潴留病患，这种方法，较法国医生拿力敦在1860年发明橡皮管导尿要早1200多年。

今天，有许多新疗法不断涌现，药物剂型不断改进，传统仪器不断创新，这些，虽不排斥因多学科渗透和应用的结果，但有不少内容则从中医外治法中可以找到其源。如，中药直接鼻腔吸入代之为雾化器、喷雾器，葱管竹筒导尿或灌肠代之为导尿管和灌肠器等等，就连现代外科的植皮，亦是由中医外治法中动物皮覆盖创面的原理受到启发的结果。

正如俗语所说："扎针拔罐，病好一大半。"由于中医外治法中拔罐、艾灸、刮痧、推拿等特色疗法，具有简、便、廉、验的优势，因而受到了广大百姓喜爱和认同。

为了让广大读者掌握好这些疗法，更好的使用这些方法，我们精心编撰了这套《零基础学会推拿按摩》、《零基础学会拔罐刮痧》、《零基础学会艾灸》系列丛书。该系列丛书全面而系统地讲解了推拿按摩、刮痧、拔罐及艾灸的基本操作方法、步骤、禁忌事项等基础知识，还将各种慢性与常见病症自成单元，详细介绍适用的推拿按摩、刮痧、拔罐与艾灸手法，并分列主治穴位与配穴，让您能根据病症自行选穴、对症治疗。

在编写本套丛书时，编者们坚持内容深入浅出、简明扼要、通俗易懂，并采用图文并茂的形式，力求方便普通读者的理解和掌握。在学习过程中，家庭成员之间还可相互进行操作，不仅对被操作者来说，可防病治病；对操作者来说，更可起到锻炼身体的作用，可谓一举两得，还能增进家庭成员间的情感交流，实为现代家庭的良师益友。

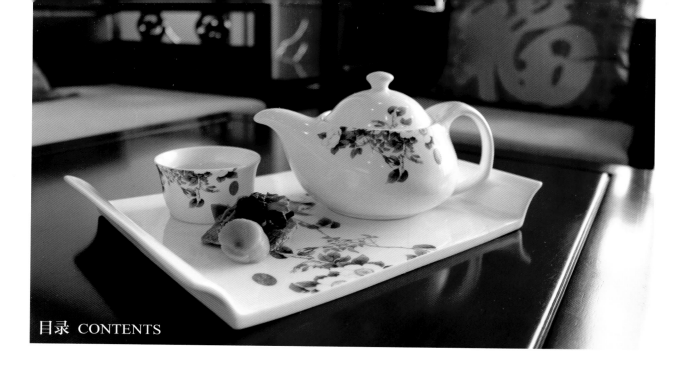

目录 CONTENTS

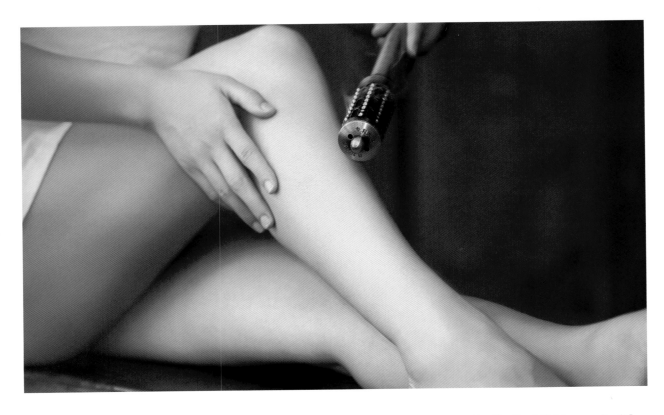

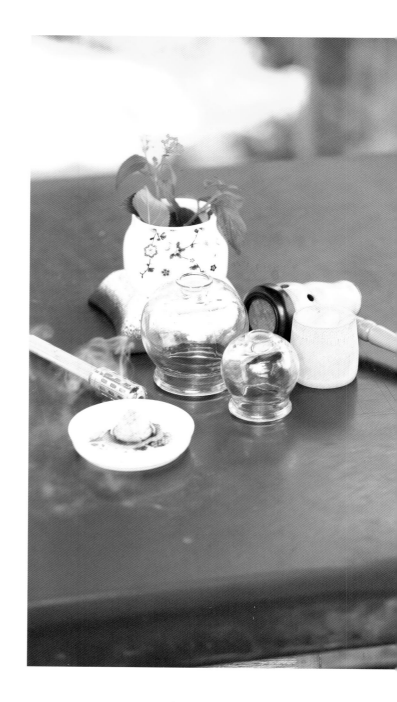

CHAPTER 05 | 艾香缭绕，外科、骨科常见病一扫光

CHAPTER 06 | "艾"意浓浓，妇科、男科常见病一扫光

CHAPTER 07 | 标本兼治，皮肤科、五官科常见病一扫光

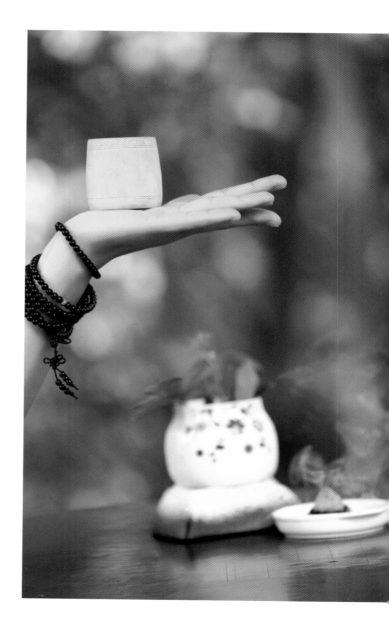

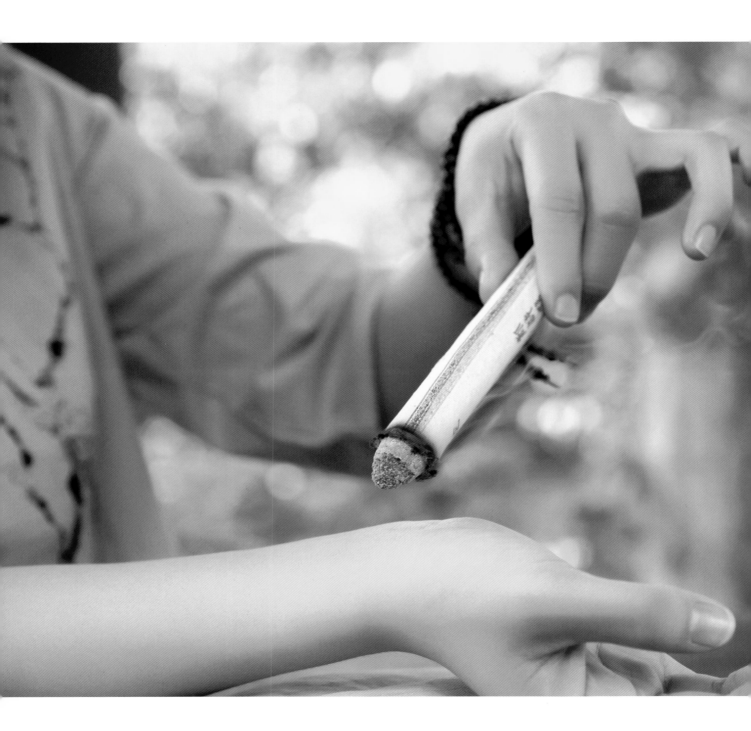

追寻艾灸的
前世今生

艾灸是一种古老的绿色自然疗法，因其操作简单、疗效显著，且无毒副作用，在几千年的中医治疗史上一直发挥着巨大的作用。随着物质生活水平的提高，健康成了当今人们最大的追求。在今天，艾灸除了用于防病治病，还常用于养生保健和美容美体等方面。艾灸这一古老的中医外治疗法正逐渐以新的形式渗透在人们的日常生活中。

第一节 | 探寻艾灸的起源

或许你没有听说过艾灸，但你一定知道针灸。其实，平时我们耳熟能详的"针灸"是个复合词，"针"和"灸"指的是中医的两种疗法——"针"指针刺，"灸"指灸法。我们平时总是误以为针刺就是针灸，殊不知"针灸"除了"针"之外，还包括"灸"。

灸法简称"灸"，其由来已久，而且地位不输于针刺。现在我们常用的灸法是用艾绒作为灸材，利用燃烧的艾绒所散发的温热以及艾本身的药效进行施灸，以达到治疗疾病、保健强身、美容美体的作用。

一 追本溯源话"灸"字

针灸大家都知道，但是大家日常生活中经常说的针灸多是指"针"而不是指"灸"。

那么，什么是"灸"呢？

先从这个字说起，灸是形声字，以"火"为形旁，则含义一定跟火有关。

《说文解字》："灸，灼也。""灼，灸也。"古人喜欢"互训"，就是用甲来解释乙，反过来又用乙来解释甲，两者互相解释。大概在古时"灸"和"灼"都是流行词语，所以一说大家都明白了，一拍脑门："哦，原来灸就是灼，灼就是灸。"

但是，现在离古代那么久远，这个相互解释就给今人造成了理解上的障碍。

追本溯源，再看《说文解字》"灸"字条："从火，久声"。《说文解字注》底下又有注释："形声包会意字也。"火是形，久是声。会意何解？还得从这个声旁"久"字去解。

《说文解字》："久，从后灸之也。像人两胫后有距也。"说的是这个"久"就像是一个人小腿后面

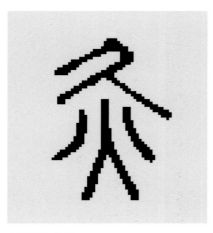

▲象形字"灸"

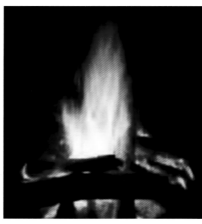

▲火与久组成灸

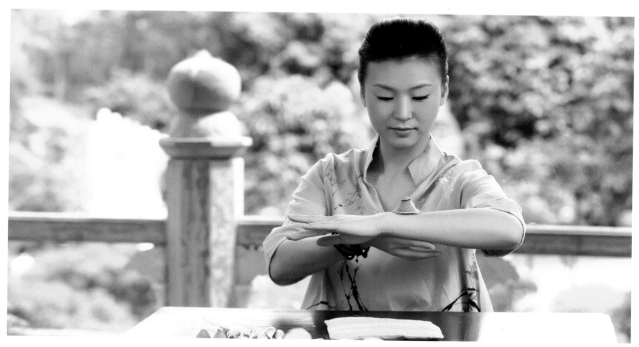

▲用艾贴近皮肤灼烧即为艾灸

有棍子抵住一样。

《说文解字》注："灸有迫箸之意，故以灸训久。"说到这里就比较明白了，即是说灸有贴近附着某个地方或部位的意思。

《说文解字》注"灼"字条下又说了："灼谓凡物以火附箸之。如以楚焞柱龟曰灼龟，其一端也。灸体谓之壮。"原来如此，灸指的是用明火贴附着（物体或人体）灼烤。还举了一个例子，说楚国人用明火灼烤龟板占卜叫做灼龟，灸人体就叫做壮。后世用艾灸时总是以"壮"为计量单位，大概由此而来。

讲到这里，大家对"灸"的意思应该大致了解了吧！灸就是用明火贴附着体表皮肤灼烧，用句通俗的话来讲就是"着肤烧"，当然这指的是灸的本来意义。由于有的人怕痛，怕留下瘢痕，所以这种"着肤烧"的做法逐渐少用。

现在在日常生活中艾条灸和隔物灸用得比较多，两者虽然都没有直接贴着皮肤灼烧，但依照惯例同样被称为"灸"。其中艾条灸操作简单、疗效显著、无毒副作用，在家自己灸疗时相对来说会更常用到。

二 灸疗为何离不开"艾"

《说文解字》里的"灸"只提到用火，并没有提到用什么作为材料点的火。现在我们常用的灸法是用艾绒作为灸材，艾绒即为艾的叶子所捣取的绒。

关于艾，《说文解字》中说："艾，冰台也。"

《博物志》："削冰令圆，举以向日，以艾于后承其影，则得火。"艾这种植物又叫冰台，为什么叫冰台呢？是因为古人把冰削凿成圆形的凸透镜，把凸透镜放在阳光下，把干燥后的艾绒放在凸透镜聚焦阳

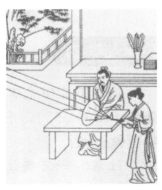
▲古人用凸透镜取火

光的焦点上引燃，就可以得到火了。在这里不由得要赞叹中华民族历史悠久的灿烂文明——几千年前我们的老祖宗就会用凸透镜聚焦取火了！

那么，为什么一定用艾绒来取火呢？因为干燥后的艾绒很容易燃烧，燃起来又不容易熄灭，且燃烧比较缓慢，自然使取火更加容易。

古代人用火其实很讲究，比今天人们重视奥运会圣火还更甚几分。

奥运会圣火通常于奥运会开幕前几个月在奥运会发源地——希腊奥林匹亚的赫拉神庙前点燃。圣火采集方式遵循古希腊的传统，由首席女祭司在奥林匹亚的赫拉神庙前朗诵致太阳神的颂词，然后通过将太阳光集中在凹面镜的中央，产生高温引燃圣火，这是采集奥林匹克圣火的唯一方式。

奥运会圣火来自太阳，古人用"冰台"取的火同样来自太阳。我们知道，古代人会钻木取火。周代有"左佩金燧""右佩木燧"的规定（"金燧"用于向太阳取火，"木燧"用于钻木取火），政府还有专门取火的官员，分季节为百姓提供新火种。

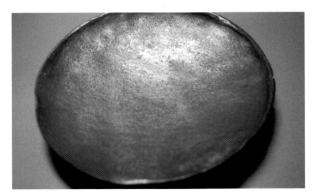
▲战国时期阳燧

"金燧"就是类似于凹面镜的工具，又叫"阳燧"，和奥运会取火的方式差不多。晋代陈延之《小品方》记载，灸疗不宜用八木之火，而宜用"阳燧"从太阳取火。我们可以推测到，灸疗用"阳燧"取火的引燃物也是艾绒。

阳燧

古时用铜制成的凹面镜聚集日光，点燃艾炷施灸。《本草纲目》卷主："阳燧，火镜也。以铜铸成，其面凹，摩热向日，以艾承之，则得火。"

传说，先人们在用火过程中，因偶尔不慎灼伤，结果却使身体的一些病痛得到意外的减轻或痊愈，多次的重复体验后，于是便主动以烧灼之法来治疗一些病痛，因而逐渐产生了灸疗法。有一次，某个人的病痛实在是太严重了，他痛得等不及去找树枝或者别的东西来点燃，直接就用身旁作为引燃物的艾绒来灸治。这一灸，嘿，比以往用任何材料的灸治都有效，火力温和持久，直达经髓。于是一传十、十传百，艾灸就这样传开了。

第二节 | 历经千年时光的神奇艾灸

灸法是我国传统医学中一朵艳丽的奇葩，在春秋战国时代就已经十分盛行。在古代，许多精通方药和针灸的医学大家在实际治疗中都偏爱灸法，被誉为神医的华佗在给患者治疗疾病时亦多采用灸法，他一般选用一两个穴位，每个穴位灸七八个艾炷，就能使病痊愈。在几千年的历史长河中，艾灸亦在运用中发展、沉淀、绽放。

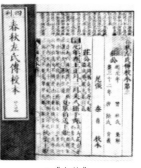 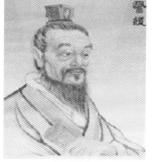

▲《左传》　　　　　▲医缓

一 春秋《左传》中的灸疗典故

在古代文献中，最早提到施行灸法以治病的是《左传》。《左传》记载了这样一则典故：晋国的晋景公患了重病，听说秦国的医生医术好，便派人到秦国去求医，秦国派了一位名叫医缓的名医去替他诊疗。医缓即将到晋国之前，晋景公做了一个奇怪的梦，梦见他的病变成了两个小孩，两个小孩在那里商量着，一个说："来的那个人是个名医，一定会伤害我们的，我们应该往哪里逃呢？"另一个说："别怕，我们逃到肓的上面、膏的下面那个地方，看他能拿我们怎么办。"

医缓到了晋国，先是诊断了一番，然后抱歉地摇头说道："我没有办法治这个病。你的病在肓的上面、膏的下面，这个地方靠近心脏，艾灸又不可以，针刺又刺不到，服药也无济于事，没法治了呀！"后来晋景公果然不治身亡（现代研究亦认为，心脏的区域禁灸）。

《左传·成公十年》："公（晋侯）疾病，求医于秦。秦伯使医缓为之。未至，公梦疾为二竖子，曰：'彼，良医也。惧伤我，焉逃之？'其一曰：'居肓之上，膏之下，若我何？'医至，曰：'疾不可为也。在肓之上，膏之下，攻之不可，达之不及，药不至焉，不可为也（晋朝杜预注解："攻"指艾灸，"达"指针刺）。'"

在这则典故中，医缓已经开始有针对性地在灸法、针刺、方剂这几种医疗方法中选择合适的治疗方案，总结出灸法不适合治疗的禁忌范围，说明当时灸法已被广泛应用并日趋成熟。

二 中医经典中的艾灸记载

成书于战国至秦汉时期的中医经典《黄帝内经》中有关灸法的记载有很多，《素问·异法方宜论》指出了灸法的产生与寒冷的环境条件、生活习惯及发病

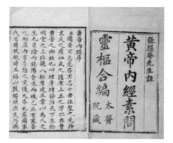
▲《黄帝内经》古籍

特点有密切关系。此外，还述及了灸法的适应证、禁忌证、施灸顺序、剂量、补泻等，并将灸法与针法并提。

中医经典《黄帝内经》被全民所熟知，那么，有《黄帝内经》，是否还有《黄帝外经》呢？答案是肯定的。西汉刘向编写汉书，将《黄帝外经》记录在案，从中我们可以得知，《黄帝外经》共有32卷。

可惜在历史洪流的冲刷下，这32卷医书已经逸散了。直到1972～1974年，随着长沙马王堆汉墓群的发掘，一批医书随之出土，从其内容以及行文风格分析，这批医书与《黄帝外经》有关，很有可能就是失传了两千多年的《黄帝外经》。

马王堆汉墓出土的医书整理编订成14部，其中有两部被整理者直接以灸法命名，即《足臂十一脉灸经》与《阴阳十一脉灸经》两部帛书。据专家考证，《足臂十一脉灸经》可能成书于春秋时期，《阴阳十一脉灸经》成书稍晚。

这两部灸经是迄今发现最早的、较全面记载了人体十一条经脉循行路线及所主疾病的著作，揭开了经络起源的神秘面纱，所记载的治疗方法都仅有灸法，是世界上现存最早的灸法专著。

由此可见，灸法早在西汉时期就已经有系统的理论专著了，同所有的中医外治疗法一样，灸法是有其理论基础作为指导的。

此外，汉代张仲景的《伤寒杂病论》一直被后世尊为辨证论治的圭臬，书中以内治为主，但涉及灸疗的也不少，张仲景很重视灸药并用，以此提高疗效；三国曹操之子魏东平王曹翕曾撰集《曹氏灸方》7卷（已逸），《肘后备急方》《千金要方》等对该书内容有所收录；华佗有《枕中灸刺经》(已逸)，善灸术，取穴少而精，其所创华佗夹脊穴至今还在临床上广泛应用。

三 唐朝，灸疗师已活跃在宫廷

唐代，是我国封建社会经济、文化的繁荣时期，灸疗学在这个时期也有了长足发展，已成为一门独立的学科。因为唐朝国富力强，达官贵人惜命爱身，再加上最高统治者也比较重视医药保健，艾灸此时不仅用于疗疾，更多的还用在保健上。

曾经做过唐朝宫廷御医的药王孙思邈认为，针灸的作用不亚于汤药，灸法与针刺应配合使用。唐朝与孙思邈在中医领域有着同等功绩的，王焘应该算得上一个，他的《外台秘要》倍加注重灸疗的应用，并专设"明堂灸法"一章，通篇皆论灸法，倡

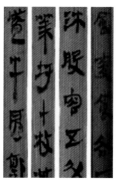
▲马王堆竹简

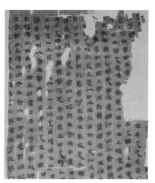
▲马王堆帛书

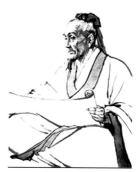

▲张仲景像

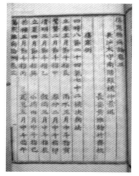

▲《伤寒杂病论》

言"汤药攻其内，以灸攻其外"，对施灸的方法、材料以及灸法的禁忌等都有较详细的叙述。

王焘的《外台秘要》中有"人年三十以上，若不灸三里，令人气上冲目"的记载，大概是效果好，普及工作也做得不错，唐代以后人们都知道"若要安，三里常不干"的养生谚语了。

"灸师施艾炷，酷若猎火围。"在韩愈的诗歌里面，也有写到用艾灸的方法治疗疫病，由此可知，早在唐朝就有了"灸师"专业职称的出现。亦可以想象，唐朝的达官贵人们在需要保健疗疾之时，便召集自己的专用保健"灸师"上门，这也是一道独特的风景呢。

四 宋元明清，民间盛行灸疗法

在宋代，宋太祖曾亲自为他的弟弟宋太宗施灸，宋太宗觉得痛，宋太祖便取艾自灸，见《宋史》："太宗尝病亟，帝往观之，亲为灼艾，太宗觉痛，帝亦取艾自灸。"这说明当时艾灸在统治阶层是被普遍接受并广泛使用的。

同时，宋代还有大批专业灸疗书籍出现，如《小儿明堂针灸经》《膏肓俞穴灸法》《西方子明堂灸经》《明堂经》《针灸经》等。《扁鹊心书》指出，常灸关元、气海、中脘等穴，"虽未得长生，亦可保百余长寿"。官方组织修订的医方书《太平圣惠方》《普济本事方》《圣济总录》里也收集了大量的灸疗内容。由于官方的重视和推广以及灸疗的显著效果，灸疗很快在民间盛行。

元代窦桂芳辑《针灸四书》，将《太平圣惠方》100卷内容及《小儿明堂经》抄录在一起，改名《黄帝明堂灸经》刊行，书中收录了大量古人灸疗经验。关于"热证是否可灸"在此阶段有所争议，朱丹溪认为灸法可以"拔引热毒"、使"阳生阴长"，认为灸法可攻可补，完善了"热证可灸"的理论。

明朝时，灸疗法的发展达到了高潮，灸疗的形式变得更适合于临床。灸法从艾炷烧灼灸法向艾条的温热灸法转变，并发展为往艾卷中加入药物进行辨证施灸。经过长期临床实践总结，出现了灸疮护理及晕灸处理的专论，灸法的养生保健作用也日益得到重视。

在清朝，针灸并没

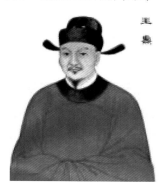

▲王焘

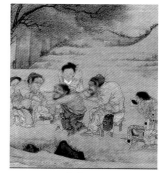

▲李唐·艾灸

有得到官方的认可，但灸法治疗以其简便、灵验、价廉的特点仍然流行于民间，发挥着无可替代的作用，并出现了《神灸经纶》这样全面系统的灸法学专著。清朝末年，帝国主义的入侵使我国陷入巨大的灾难中，多数历朝名医编撰的典籍惨遭流落损毁，但灸法始终在民间流传。

五 21世纪，艾灸疗法人人需要

新中国成立以后，国家大力发展中医，大批针灸古籍得到整理，针灸在教育与临床上得到了长足发展。温灸疗法由于操作简便、疗效确切，并且减少了直接灸的灼烧痛苦，在现代得到了大力的推广和发展，出现了许多诸如《灸绳》这样理论与临床紧密结合的灸疗专著；发明了许多新的现代灸疗方法，如无烟艾灸；各种新式的灸具和温灸治疗仪亦被发明和应用。

温灸疗法除了用于治病防病，还逐渐走入了美容美体保健行业，深受广大爱美人士的喜爱。如同历史上最为繁盛的唐朝一样，现代中国对灸疗师的需求与日俱增，各大城市的艾灸养生馆如雨后春笋般开办起来，很多职业学校还就专业灸疗师开展资格培训。与此同时，由于灸法简便易行，随着灸疗知识的普及推广，很多人开始自己动手，在家进行灸疗保健。

艾灸，这一天然绿色、无毒副作用的中医外治法，开始焕发出崭新的容颜和勃勃生机。

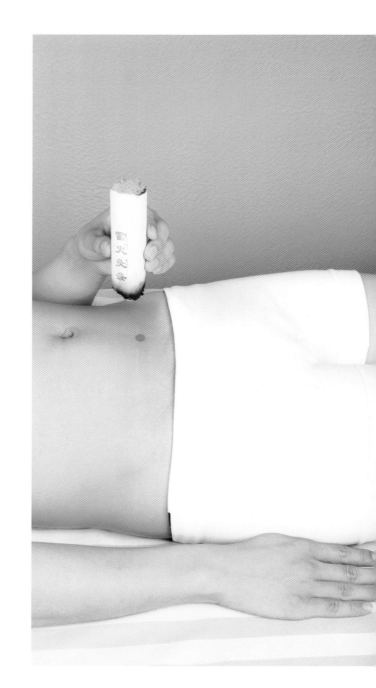

尝试用艾给自己的皮肤做一次美容吧 ▶

第三节 | 艾灸治百病的五大机理

灸法是有着上千年历史的中医外治法，具有温散寒邪、温通经络、活血逐痹、回阳固脱、消淤散结以及防病保健的功效，其疗效已经被历朝历代无数医家临床实践所证实。

随着艾灸疗法临床范围的不断扩大，对其治病机理的探究也在进一步深入。国际上对艾灸机理尚无定论，国内研究人员在中医理论的指导下，以经络系统为基础，结合现代实验研究，认为灸法作用机理与下面五个方面有关。

一 从"点"开始，局部刺激作用

灸法是艾火温热刺激直接作用于人体某一特定部位（一般是人体特定穴位所在部位或疼痛部位），从而达到治病保健的作用。艾火对人体局部的温热刺激，能增强局部血液循环和淋巴循环。血液和淋巴循环通畅了，则皮肤组织的代谢能力也会得到加强，炎症、粘连、渗出物、血肿等病理产物同时能得到很好的消散。

局部温热刺激还可以引起大脑皮质抑制性物质的扩散，降低神经系统的兴奋性，从而达到镇静、止痛的作用，效果比吃止痛片还好，且没有任何毒副作用。此外温热还能促进药物的吸收，将艾绒本身的药效、艾条中其他添加药材以及间隔物的药效充分发挥出来。

另一方面，艾灸还具有近红外辐射作用。人体既是一个红外辐射源，又是一个良好的红外吸收体。艾灸的近红外辐射为机体的活动提供了必要的能量，而且艾灸所发出的近红外光所提供的能量可以被人体所调控。在灸疗过程中，近红外线辐射具有很强的穿透力，能使能量通过经络传导至远端直至病所，还能通过刺激穴位激起人体自身的免疫力，使人体自身正常的生理功能得到恢复。

二 沿"线"散发，经络调节

经络学说是灸疗的基础理论，对穴位的刺激作用

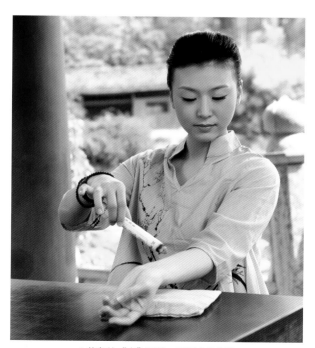

▲艾灸从"点"开始，打通全身经络

最终会通过人体经络系统对人体五脏六腑、四肢百骸起到调节作用，使人的整体机能保持良好运转。

首先，经络腧穴对药物具有外敏性。所谓外敏性，是指在灸疗时选择腧穴比选择一般体表点作为艾灸部位效果更好。如果施灸点偏离了穴位，就不能出现感传现象，治疗保健效果也会大打折扣。

其次，经络腧穴对药物的作用还具有放大性。经络绝对不是一个简单的体表循行路线，而是一个多层次、多功能、多形态的调控系统，向内联络着人体的五脏六腑，向外联系着皮肤体表。在穴位上施灸的时候，通过经络系统会影响其他层次的生理功能，形成多层次的循环感应，各层次之间相互激发、相互协同、作用叠加，导致了生理功能的放大效应。在临床上，一些相同的疾病，若是服药需要好几帖中药才能见效，而选用相应的穴位施灸往往是一次奏效。

最后，经络腧穴还具有储存药性的作用。比如在治疗慢性支气管炎和哮喘的时候，我们往往采用冬病夏治的办法，即在夏日三伏天每天灸疗一次，每次数小时。这种方法虽然时间比较短、用药量也非常小，但疗效却很好，这是因为腧穴具有储药性——药物的理化作用能长时间留存在腧穴或者缓慢释放到全身，从而发挥出整体调节和保健疗疾的作用。

三　面面俱到，调节免疫功能

人体免疫力就是人体对病原体或毒素所具备的抵抗力，也就是西医所说的白细胞制造抗体增强免疫机能以吞噬外来细菌，从而产生防卫功能的作用。

艾灸恰好有增强人体免疫力的功能，灸疗的许多治疗作用都是通过调节人体免疫功能来实现的，这种作用具有双向调节的特性，如果太低则可以使其升高，太高则又可以让其降低。在运用艾灸治疗患病者的过程中，这种调节的作用会表现得很明显。

金黄色葡萄球菌是一种常见的致病细菌，人和动物身体上都很容易携带，它们会在健康人的鼻子、喉咙和手等部位生长，如果有伤口，伤口处也容易大量滋生。如果金黄色葡萄球菌数量增多，可能产生毒素危害人体的健康，艾灸则可增加白细胞的数量及平均迁徙速度，增强白细胞进攻金黄色葡萄球菌的能力。

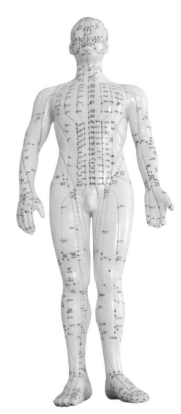

▲人体经络塑像

灸疗还可通过增强外周循环促进免疫细胞的再循环及向淋巴组织内移动，对局部免疫应答的诱导具有增强作用，增强巨噬细胞的吞噬功能。

人体的衰老过程与免疫功能密切相关，有研究显示，中老年人经隔药饼灸疗后，衰老积分明显下降，各种临床症状均得到改善，细胞的免疫功能也得到了增强。这是因为艾灸能纠正异常免疫状态，延缓垂体——胸腺轴的老化，从而起到抗衰老的作用。

四 药理作用，灸不离"艾"

灸疗用药也比较丰富，除了单用艾绒的清艾条，还有添加了各种药物的药艾条。艾条所用的药物中，艾是必不可少的，离开了艾，艾灸学就不存在了。针灸专家周楣声先生曾经说过："艾灸的热源不能离开艾。"

清代医学家吴仪洛在《本草从新》中这样写到："艾叶苦辛，生温熟热，纯阳之性，能回垂绝之亡阳，通十二经，走三阴，理气血，逐寒湿，暖子宫，止诸血，温中开郁，调经安胎……"并提到用艾做灸疗的作用："以之艾火，能透诸经除百病。"

灸疗中使用的药物大多数为辛香之品，含有的挥发油成分和辛辣素能够对表皮细胞产生刺激，增加细胞膜的通透性，便于吸收药物，从而使药物的药效能得到充分的发挥利用。同时皮肤腺体在表皮的开口因辛辣、温热刺激而扩大，一些大分子和脂溶性的药物可通过腺体开口而进入体内，有利于这些药物药效的发挥。

五 综合作用，整体疗效

灸疗作用于人体主要表现的是一种综合作用，是各种因素相互影响、相互补充、共同发挥的整体治疗效果。

灸疗的治疗方式是综合的。任何类型的灸疗都包括选择合适的穴位、合适的药物以及用艾火的温热对局部进行刺激，这一系列的做法是有机联系的整体，不是单一孤立的简单步骤，缺少了其中任何一项都会失去原有的治疗效果。治疗的作用也是综合的。艾火的温热及药物的药理作用集中在穴位上，并通过刺激穴位激发经气，从而调动经络调节作用，增强免疫功能，这些都是相辅相成、整体为用的。治疗作用与人体的反应性也是综合的。运用艾灸这一治疗手段作用于人体，必须通过人体反应性这一内因起作用。据研究发现，相同的灸疗方法对患相同疾病的患者，出现的感传不一样，疗效也不完全相同，这是因为人体的反应性有差异。治疗作用与人体反应性综合，才能得出灸疗的确切效果。

综上因素，艾灸需要在中医整体观念和辨证论治思想的指导下，临证进行合理选择、灵活运用，以便发挥出最大的效用。

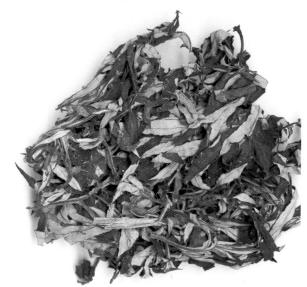

▲ 干燥艾叶

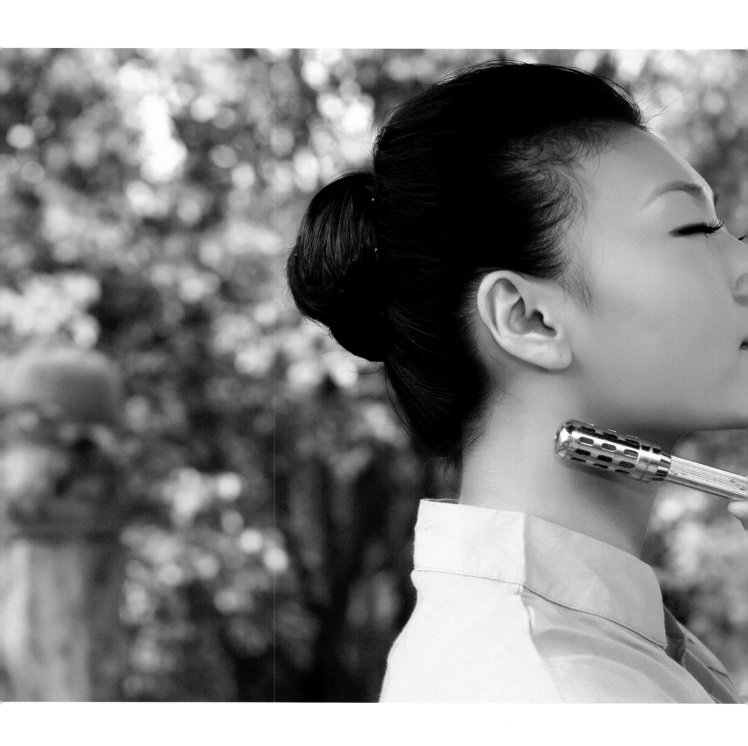

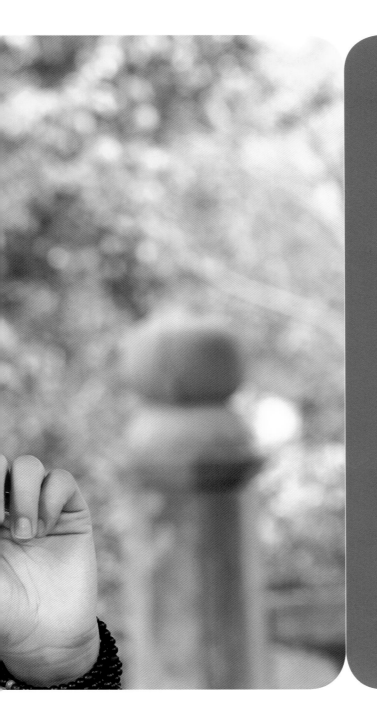

学艾灸，
从这里开始

艾灸疗效显著、简单易学，故能在民间广泛流传。艾灸安全性高，不论采用何种方式进行艾灸，或者即便是艾灸超过最大时限，也不会发生中毒现象。艾灸的配穴如同处方，但绝不会因为配穴不当而出现任何的不良后果，顶多降低疗效。因此，你可以依据指导大胆地去操作，要相信——从零开始，你也可以学艾灸！

第一节 ｜ 不可不学的安全注意事项

用艾灸治疗、保健，没有任何的毒副作用，用艾条温和灸疗更是方便易行，不会出现直接灸所要承受的痛苦以及灸疮瘢痕。运用中医理论指导艾灸，辨证论治，则疗效更为确切。因此，在实施艾灸疗法前，我们要先注意以下几个方面。

一 艾灸的适应证和禁忌证

（一）适应证

艾灸的适应证，是指适合用艾灸治疗的各种病症。

中医的辨证方式有很多，其中八纲辨证是最基础，也是老百姓最容易理解的辨证方式。八纲是指中医将各种病症归纳为表里、寒热、虚实、阴阳八种类型。

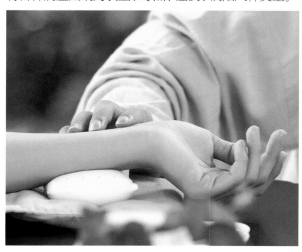

▲号脉查询病症

> ### 八纲辨证
>
> **表证：** 皮肤、肌肤和浅表的经络属于表病。病的位置在肌表，病位浅，病情轻。
>
> **里证：** 脏腑、血脉、骨髓以及体内经络属于里病。病的位置在脏腑，病位深，病情重。
>
> **寒证：** 感受寒邪或者机体阳气不足所表现的症候，阴盛或阳虚则表现寒证。
>
> **热证：** 感受热邪或者机体阳气偏盛所表现的症候，阳盛或阴虚则表现热证。
>
> **虚证：** 正气不足所表现的症候，更多表现为正气不足，邪气也不盛。
>
> **实证：** 邪气过盛表现出来的症候，邪气盛，但正气尚没有衰弱。
>
> **阴证：** 里、虚、寒都属于阴证，一般阴证多数是指属于里证的虚寒证。
>
> **阳证：** 表、实、热都属于阳证，一般阳证多数是指属于里证的实热证。

艾灸的适应证很广泛，无论表里、寒热、虚实、阴阳，都可以选用艾灸进行治疗。同时，艾灸也具有奇特的保健、养生、美容的功效，所以有"灸治百病"的俗话流传。不仅俗话这么讲，专业的医家也是这样认为的。明代医学家李时珍曾说：艾灸能治疗百种病邪，让重病的人得以健康安泰。而历代医家对于艾灸适应证争议最大的是"热证是否可灸"。

汉代名医张仲景告诫人们，热证灸治会引起不良

《本草纲目》："艾叶，生则微苦太辛，熟则微辛太苦，生温熟热，纯阳也。可以取太阳真火，可以回垂绝元阳……灸之则透诸经，而治百种病邪，起沉疴之人为康泰，其功亦大矣。"

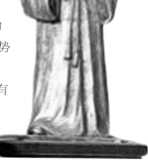

▲ 李时珍像

后果，无论是阳盛的热证还是阴虚的热证，都不可以用灸法。清代医家王孟英认为"灸可攻阴"，不主张将灸法用于热证。近代很多艾灸教材也把热证列为禁灸，还有些人甚至认为"用之犹如火上添油，热势更炽"。

然而，《黄帝内经》有"热病二十九灸"之说；明代龚居中在《红炉点雪》中明确指出灸法适用于寒热虚实诸证，无往不宜。现代针灸专家周楣声先生曾用灸法治疗各种属热证的疾病，均取得很好的疗效，并经过多年的理论研究和临床实践，认为不仅热证可灸，且疗效非常好，如灸大椎穴有很好的退热作用等。

（二）禁忌证

灸法适用范围广，属表里、寒热、虚实、阴阳的疾病均可灸治疗，但对于外感温病、阴虚、内热、实热证，如果施灸者对灸法操作不熟悉，这类疾病则严禁施灸，以免加重病情。

灸法治疗不适宜在患者过劳、过饱、过饥、酒醉、大渴、大惊、大恐、大怒的情况下施行。

位于重大器官及大血管分布的区域，如颈部大动脉、心脏的区域禁灸，孕妇的腹部与腰部禁灸。

二 禁灸穴及晕灸的处理

（一）禁灸穴

禁灸穴是指不可以选用灸疗的穴位。古人对禁灸穴做了相当多的探索，作为临床避免事故差错的依据，禁灸穴这个提法的意义是深远的。

时至今日，随着医学的进步与发展，人体解剖学已经对人体各部位详细洞察，通过实践研究，古人的禁灸穴并非皆然。再加上现在多采用温和灸法，与古人采用的直接瘢痕灸有很大的不同，因此除了前文提到的禁灸部位外，全身上下都可以施温和灸。

> **古人的禁灸穴**
>
> 凡接近五官、前后二阴及大动脉的腧穴，均不宜用灸法施治。如脑户、风府、哑门、五处、承光、脊中、心俞、白环俞、丝竹空、承泣、素髎、人迎、乳中、渊腋、鸠尾、经渠、天府、阴市、伏兔、地五会、膝阳关、迎香、巨髎、禾髎、地仓、少府、足通谷、天柱、头临泣、头维、攒竹、睛明、颧髎、下关、天牖、周荣、腹哀、肩贞、阳池、中冲、少商、鱼际、隐白、漏谷、阴陵泉、条口、犊鼻、髀关、申脉、委中、承扶等穴位。

（二）晕灸的处理

如同有人会晕药、晕针一样，施灸的过程中，有的患者也会出现晕灸的情况。晕灸并不常见，但操作者也应该有所了解。在施灸过程中，如果患者突然出现头晕、眼花、恶心、心慌出汗、颜面苍白、手冷脉细、血压降低，甚至眩晕等症状，则可以判断是晕灸。此时应该立即停止灸治，并让病人静卧片刻，若患者仍感不适，可以喝一点儿温开水或热茶。

三 影响艾灸疗效的八大因素

（一）材料

艾灸材料直接影响艾灸的疗效。用艾叶加工成艾绒作为施灸材料，有其他材料无可比拟的优点。除选用艾以外，有时还会根据症状添加一些其他药物，隔物灸还会选用姜片、蒜片以及各种药材制作成的药饼。

各种药物在温热的作用下会透过表皮被人体吸收，所选用的艾绒以及药材等材料是否合格、优质，影响着灸疗效果的好坏。

（二）温度

灸法是一种利用艾火的温热疗法，温度的选择和控制对疗效也有影响。

古代多用直接灸，温度高，直接灼伤皮肤形成灸泡，溃发成灸疮，可以维持较长时间的刺激，疗效很好；现代温和灸的温度一般控制在人体能接受的温热范围内，其操作时位置稳定、作用集中、时间较长，能不断地向体内导热、导电并诱发体内生热与生电，其作用与针刺的作用相近，且有着更为优越之处。

需要注意的是，临床上对虚弱的人施灸一般是用温和火力，施灸时间较长一些；壮实有寒的人则施灸温度相对较高，施灸时间相对较短一点。初次灸要温和，以后可以逐渐加量。

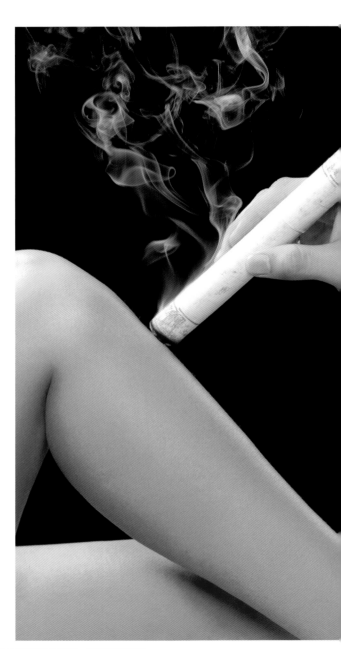

▲了解艾灸禁忌证，更科学地施灸

（三）选穴

虽然说"灸不离穴，效由穴生"，但艾灸对准确选取穴位的要求并不像针刺那么严格，通常用艾条对某一部位施灸时，其作用面积比较大。当然，如果能较为准确地取穴，则更容易产生感传现象，灸治效果也会更好。

此外，还要注意正确配穴。艾灸每次所取的穴位不一定要很多，但要对症，要选择要穴，方能更好地调动气血，使气能至病所，疗效则更佳。

（四）时间

艾灸的时间比较灵活，什么时候发现，就什么时候治疗，以不延误病情为原则。一般认为如果不是急症，晚上11点过后就不再适宜施灸，否则可能导致失眠；中午11点到下午1点属于午时，为防止心经过旺，如非必要，此时也不适宜施灸。

对于一年来说，四季均可施灸，而根据天人相应的原理，冬至是阳气开始生长的时候，夏至是阳气最为旺盛的时候，所以在冬至以及夏至前后是运用艾灸保健的最好时间。

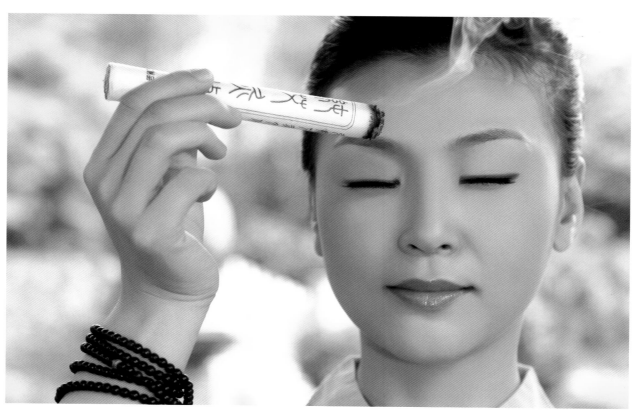

▲温和灸

（五）体位

一般来说，在取穴和施灸过程中，坐位和卧位是最常用的，根据具体姿势，又可分为仰靠坐位、俯伏坐位、仰卧位、俯卧位、侧卧位五种。施灸时，所用的体位应该与取穴时所用的体位一样，以免施灸时取穴不准。

坐位

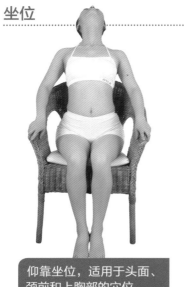

仰靠坐位，适用于头面、颈前和上胸部的穴位

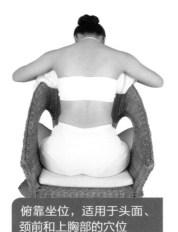

俯靠坐位，适用于头面、颈前和上胸部的穴位

卧位

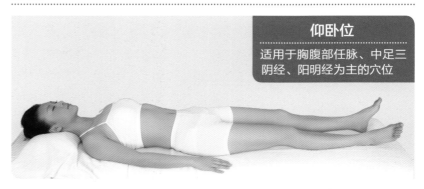

仰卧位
适用于胸腹部任脉、中足三阴经、阳明经为主的穴位

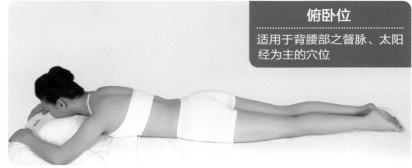

俯卧位
适用于背腰部之督脉、太阳经为主的穴位

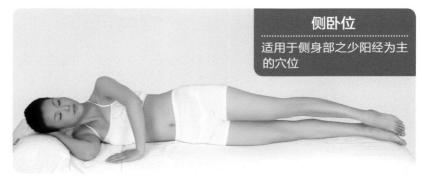

侧卧位
适用于侧身部之少阳经为主的穴位

（六）顺序

穴位选定后，施灸时应遵循"先阳后阴，先上后下，先少后多"的灸治顺序。"先阳后阴"是指先灸属于阳经的穴位，后灸属于阴经的穴位，目的是为了达到阴平阳秘，而无亢胜的弊端。"先上后下"是指先灸头面、躯干部，再灸四肢部；或先灸头面与胸部，后灸腹部和下肢部。因半身以上同天之阳，半身以下同地之阴，这样艾灸可以达到阴升阳降、水升火下、水火既济。"先少后多"是指初灸者刺激量宜先小后大，以便身体能逐渐适应，这是一般施灸的常规。

> 《千金方》："凡灸当先阳后阴，言从头向左而渐下，次后从头向右而渐下，乃先上后下也。"
> 《黄帝明堂灸经》："先灸于上，后灸于下，先灸于少，后灸于多。"
> 《医学入门》："灸则先阳后阴，先上后下，先少后多。"

（七）专注

艾灸需要专注，一定要集中精力到正在灸治的穴位上。将精神放在穴位上，则容易得气，发生感传，让艾灸的疗效更好。每次施灸时，可参照每个穴位的时间标准，每个穴位用5～10分钟，灸至感到穴位跳动、热流沿着经络传导等感传现象；或者灸到穴位发烫，但没有明显感传现象发生时，可停下改天再灸，或者换个穴位，没有必要强求灸感。

均匀、持续地施灸，也是取得良好疗效的关键。在一般情况下，连续均匀地刺激，可以使刺激量得到积累，在积累到一定作用量的时候，就能出现感传现象，所以长期坚持施灸是获得良好疗效的条件之一。

灸感是指施灸部位或远离施灸部位会产生的各种感觉，也叫艾灸的感传现象，具体来讲，有以下几种：

透热感： 艾灸的热能从施灸处皮肤表面直接向深部组织穿透，甚至直达胸、腹腔，以及脏器。

散热感： 灸热以施灸点为中心向周围扩散。

传热感： 灸热以施灸点开始循经络向远处传导，甚至直达病灶。

游离热感： 施灸部位不热，而远离施灸部位感觉很热。

内热感： 表面不热（或微热），而皮肤下深部组织，甚至胸、腹腔，以及脏腑器官感觉很热。

其他感觉： 施灸部位或远离施灸部位产生其他感觉，如酸、麻、胀、热、痛等。

（八）调理

一般说来，温和灸不会造成任何的损伤，亦不需要任何特别的护理，只是在灸后需注意保暖防寒，灸后不能喝冷水，灸后半小时后才能洗澡。

有时因操作不当、温度太高、时间过长，可能导致皮肤出现水疱，此时就不要再继续施灸了。如果灸疱较小，可被自行吸收；如果灸疱面积较大，可用清艾条温和灸的方式来温灸疱面，这样水疱比较容易萎缩结痂，恢复会快一些。

灸疱破溃后化脓被称为灸疮，一般直接灸会促使灸疮产生以达到更好的疗效，对于温和灸出现的灸疮，亦不需要清理脓苔，只需要在灸疮附近用75%的酒精消毒，用干净的棉球或者药棉吸干灸疮表面的脓液即可。同时可以坚持温和灸疮面，温度不要太高，有利于保持创面干燥，使灸疮早日结痂脱落。

在施灸期间，不要吃辛辣刺激性的食物，不要过饥或过饱要吃清淡的食物；保持心情愉悦；若是要治疗不孕不育，则施灸期间不要行房事；多到户外运动或散步，艾灸期间每天至少保持30分钟的锻炼，才能达到更好的疗效。

四 艾灸后疾病好转的象征

有一些人反映，在艾灸治疗的过程中，本来没有病好好的，却灸出别的毛病来；或者本来是这里的病，艾灸后那里却出现了别的毛病。这其实是艾灸过程中出现的各种"排病"反应，是疾病开始好转的象征，此时继续坚持灸疗，会取得更好的疗效。以下是比较常见的几种"排病"现象。

（一）失眠现象

艾灸后常常会出现失眠的症状，一般初次艾灸后的失眠多表现出白天疲乏无力，此时应该继续施灸。经过一段时间的艾灸后，即便还有睡眠少的现象，白天也是精力充沛的，不会出现疲乏无力的现象。

这是艾灸治疗的过程中可能会出现的一种反应，如果精力充足，则不需要因为睡眠时间的不足而烦恼，也不要刻意用安眠药帮助入睡来凑够睡眠的时间。

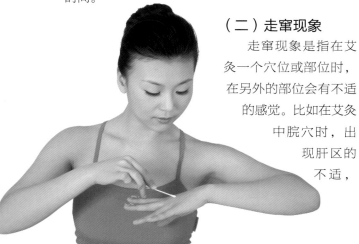

（二）走窜现象

走窜现象是指在艾灸一个穴位或部位时，在另外的部位会有不适的感觉。比如在艾灸中脘穴时，出现肝区的不适，则很有可能是肝有隐患，这种灸此处而他处出现不适的现象是由于艾灸的走窜功能在发挥作用。

因为艾灸能补元气，人体自身有一个自我调节的功能，中医一般称为"阴阳平衡"，元气逐渐充足，人体"阴阳"则会按照规律运行，该升的会自然上升，该降的也会自然下降，出现的种种不适正是身体在元气逐渐充足的情况下逐步调节失衡阴阳而产生的反应。

（三）上火现象

很多人在艾灸后会出现口干舌燥的现象，这表明体内阴阳正在调整，阴不胜阳。这时可以多喝点温开水。

有的人甚至还会觉得喉咙异常干燥，而且会出现西医所诊断的各种炎症，这是因为病邪在逐渐外发，出现炎症的地方正是病邪被驱赶外排的地方，此时应该继续坚持艾灸，直到病邪完全被排除，方不会前功尽弃。

（四）抑郁现象

还有很多人会出现类似抑郁症的现象，会感觉体内郁积着气息。这是因为艾灸在调整全身气血，使原本壅滞的气息被激荡，从而被人体所感受到。

这时可以找人倾诉，也可以到旷野处大哭或大喊，一定要发泄出来，不要郁闷在心，免得徒增新疾。

（五）过敏现象

还有很多人艾灸后身上会出现很多类似于过敏的红疹，其实这并不是过敏，而是元气逐渐旺盛后驱赶病邪外出的表现。此时应该继续施灸直至病邪完全被排除，防止病邪入里而侵蚀脏腑。

第二节｜制作艾灸的材料准备

古代常用直接灸，将艾绒揉成一粒艾炷，称一壮。现代多用艾条温和灸，选用艾绒制成的艾条。

一 艾绒的制作和选购

（一）艾草的功效

艾草属于菊科植物，又名香艾、蕲艾、艾蒿。每逢端午节，人们总是将艾草挂在门口或置于家中，一来用于避邪，二来艾草具有特殊香味可驱赶蚊虫。

一般将艾叶采摘后干燥入药，陈放时间较长的艾叶挥发油含量减少，因此减少了燥烈之性，入药效果最好，所以在中药里艾叶通常被称为陈艾。陈艾性味苦、辛、温，入脾、肝、肾经，能散寒除湿、温经止血，适用于虚寒性出血及腹痛，对于妇女虚寒月经不调、腹痛、崩漏有明显疗效，是妇科良药。

（二）艾绒的制作

艾叶制成艾绒则用于灸疗，《神灸经纶》说："凡物多用新鲜，唯艾取陈久者良。"现代研究表明，新产艾绒内含挥发油较多，灸时火力过强，故以陈久的艾绒为上品。

将陈年的艾叶充分晒干，放入石臼中，反复捣舂压碎，使之细碎如棉絮状，筛去灰尘、粗梗和杂质，就成了土黄至金黄色洁净柔软的纯艾绒。

（三）市售艾绒优劣的鉴别

现在我们大都选购制作好的艾绒，则需要注意选购质地细软绵柔、颜色呈土黄到金黄色、气味芳香的优质艾绒。将买回的艾绒放于干燥容器或密封袋内，注意防潮，晴天宜常晾晒，随用随取。由于直接接触皮肤，对直接灸所用的艾绒要求较高。

潮湿的艾绒水分大，不宜点燃，点燃后烟比较呛，影响温度和疗效。质地粗糙的艾绒杂质含量较多，损伤经脉。颜色呈青绿色的艾绒多为当年艾，挥发油含量高，其性多燥烈，也不可用。

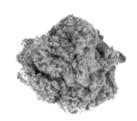

▲优质艾绒

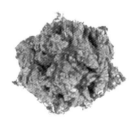

▲普通艾绒

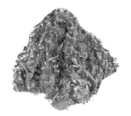

▲劣质艾绒

二 艾条的制作、选购等注意事项

（一）艾条的制作

现代温和灸是用艾条点燃后进行施灸的，艾条根据所用材料分为清艾条和药艾条，清艾条为纯艾绒卷制而成，药艾条为艾绒添加其他药物卷制而成。

取24克艾绒，平铺在26厘米长、20厘米宽，质地柔软、疏松、坚韧的桑皮纸上，将其卷成直径为1.5厘米的圆柱形艾条，越紧越好，然后用胶水或糨糊封好则成艾条。现在一般到药店选购机器卷制好的艾条。

（二）市售艾条优劣的鉴别

选购艾条时要注意，优质艾条整体挺拔结实、不松软，艾绒呈土黄到金黄色，质地柔软，无枝梗杂质，气味芳香，艾烟淡白，不浓烈不刺鼻，火力柔和、不刚烈；劣质艾条则质地松软，杂质含量较多，甚至有刺激气味，艾烟发灰甚至发黑，火力微弱或者过于刚烈，不柔和。若用质量不好或者杂质过多的艾条灸治，容易损伤经脉，不但不能治病，反而对身体有害。

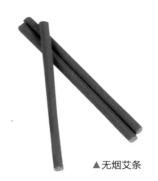

▲无烟艾条

此外还有无烟艾条，供不喜欢烟雾缭绕的人们选用。

（三）无烟艾条

无烟艾条是在传统灸条基础上，采用现代科学技术改进而成的。经过多年实验研究和临床观察，无烟艾条既保持了传统灸条疗效，又具有灸力强劲、无烟、耐燃、气味芳香和不污染环境的优点。

（四）熄灭艾条的方法

用艾条灸后，若艾条没有燃完，可将艾条点燃的一头塞入直径比艾条略大的瓶内或放入盛有少量水的容器内，以利于熄火。现在市面上还有专门的艾条灭火器具出售，可选择购买使用。

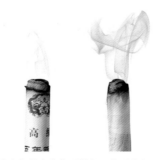

▲自左起依次为优质艾条、劣质艾条

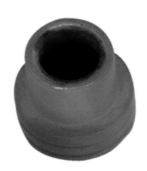

▲艾条灭火器

第三节｜从古到今最常用的艾炷灸法

艾炷灸法即是将艾绒揉成一粒粒的艾炷进行施灸的方法。根据需要，艾炷可制成大、中、小三种，大艾炷有半截橄榄大，中艾炷有半粒枣核大，小艾炷则有麦粒大。一般中艾炷用得比较多。根据施灸方法不同，艾炷灸法又可分为直接灸和间接灸。

一 直接接触皮肤的灸法——直接灸

把艾炷直接放在穴位表层的皮肤上称直接灸。直接灸又分瘢痕灸和无瘢痕灸两种。

（一）瘢痕灸

又称化脓灸。用黄豆大或枣核大的艾炷直接放在穴位上点燃施灸，忍痛让艾炷充分燃烧至自然熄灭，再换艾炷继续施灸，使局部组织烫伤后产生无菌性化脓现象。

瘢痕灸临床常用于治疗哮喘、慢性胃肠病、发育障碍、体质虚弱者等，但由于此法会造成创伤和疼痛，因此现在用得较少。

（二）无瘢痕灸

又称为非化脓灸。施灸时把小艾炷放到穴位上点燃，当患者感到皮肤发烫或灼痛时，便将艾炷去掉或压灭，另换新艾炷施灸，以局部皮肤变红为度。

无瘢痕灸适用于一切慢性虚寒性疾病，如哮喘、眩晕、慢性腹泻、风寒湿痹和皮肤疣等，此法不损伤皮肤，疼痛也不像瘢痕灸那么剧烈，但温度不易掌握，现在用得也较少。

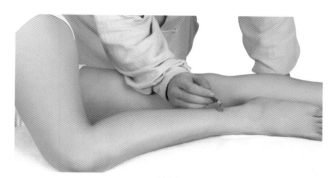

▲直接灸法

二 与皮肤之间衬隔物品的灸法——间接灸

间接灸又称为间隔灸法或隔物灸法，是指艾炷与皮肤之间隔垫物品进行施灸的方法。根据间隔物的不同，又可分为隔姜灸、隔蒜灸、隔药饼灸、隔盐灸四种。

（一）隔姜灸

将生姜切成约0.3厘米厚的薄片，中心用针或牙签穿刺数孔，上置艾炷施灸。当患者感到灼痛时，将姜片稍许向上提，使之离开皮肤片刻，旋即放下再灸；也可以在姜片下衬些纸片再灸，至局部皮肤潮红为度。本法简单易行，一般不会引起烫伤，临床应用较广。此法多用于外感表证和虚寒性疾病，如感冒、咳嗽、风湿痹痛、呕吐、腹痛、泄泻等。

（二）隔蒜灸

用独头大蒜切成约0.3厘米厚的薄片，中间用针或者牙签穿刺数孔，置于穴位上，用艾炷灸之。每灸

4~5壮，换去蒜片，每穴一次可灸5~7壮。因大蒜液对皮肤有刺激性，灸后容易起疱，故应注意防护。也可将大蒜切片后暴露在空气中放置数分钟，使其表面氧化，以减轻蒜液对皮肤的直接刺激。此法多用于治疗肺结核、腹中积块以及尚未溃发的疮疡等。

（三）隔药饼灸

根据不同的药物功效对症选取不同的药材，粉碎成粉后加黄酒或水制成厚约0.5厘米、直径2厘米的圆饼，在药饼上用针或者牙签穿刺数孔，上置艾炷灸之，每次5~7壮，感觉温热舒适为度，药饼可重复

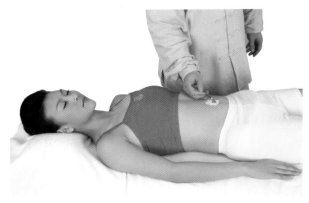

▲隔盐灸法

使用。

比较常用的是隔附子饼灸，由于附子辛温火热，有温肾补阳的作用，故常用来治疗各种阳虚证，如阳痿、早泄、虚寒、腹泻、消化不良、腰膝酸软等。

（四）隔盐灸

也叫神阙灸。本法用纯净干燥的食盐填敷于脐部，使其与脐平，上置艾炷施灸。如患者稍感灼痛，即更换艾炷，也可于盐上放置姜片再施灸，以防止食盐受火爆起而致伤，一般灸5~9壮。此法有回阳、救逆、固脱之功，但需连续施灸，不拘壮数，以待脉起、肢温、症候改善，常用于治疗急性寒性腹痛、痢疾、淋病、中风脱证等。

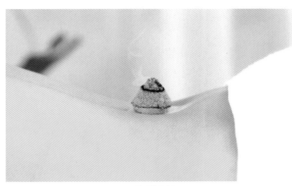

▲隔姜灸法

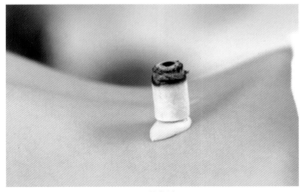

▲隔蒜灸法

第四节 | 现代人最喜欢的艾条灸法

艾条灸是选用卷制好的艾条，将艾条点燃后置于穴位或病变部位上方进行熏灼的艾灸方法。根据施灸方法的不同，可分为悬灸和灸具灸两种。

一 手持艾条悬空的灸法——悬灸

悬灸是将艾条悬空，使艾火离皮肤一定距离，并不直接烧灼皮肤。简便易行的悬灸在生活中最为常用，包括温和灸、雀啄灸和回旋灸三种。

（一）温和灸

温和灸是将艾条的一端点燃，在距离施灸部位约3厘米处进行熏烤，一般以灸至局部出现温热、潮红为度。本法具有温通经络、祛风散寒的作用。

（二）雀啄灸

雀啄灸是将艾条燃着的一端悬置于施灸部位上方，一上一下地活动施灸，像鸟啄食一样，本法适用于昏厥、儿童疾病、胎位不正等。

（三）回旋灸

回旋灸是将艾条的一端点燃，在距离施灸部位皮肤3厘米左右处往复回旋施灸，使患者有温热感而不致灼痛，灸至局部出现温热、潮红为度。本法适用于病变面积较大的风湿痛、软组织损伤等病症。

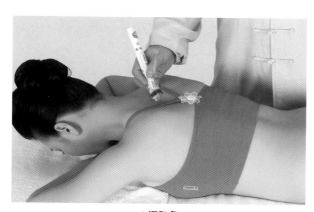

▲温和灸

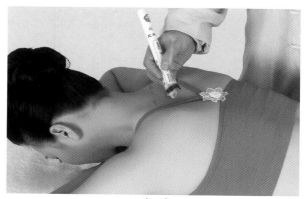

▲雀啄灸

二 运用工具固定艾条的简便灸法——灸具灸

使用特制的工具，则不需要手持艾条进行施灸，并可以在背部等没办法自己灸治的地方施灸，能使艾灸更加轻松、便利。

（一）艾灸盒

灸盒一般用在四肢及颈、腹、背等部位。市面上的灸盒，根据规格不同，一般有单孔、双孔至六孔的灸盒；根据材料区分，则有木质、竹制等不同的材质。

自己制作艾灸盒则比较麻烦，可到药店购买，根据需要选择不同规格的艾灸盒。一般单眼艾灸盒可以用在颈部和四肢关节处，双眼至多眼艾灸盒可用在腹背等面积比较大的部位。艾灸盒通常使用直径1.5~1.8厘米的艾条，眼数越多可用的艾条数也越多，艾灸的面积也越大。

施灸时，先选定治疗部位，用松紧固定灸盒两边底袢，系好松紧带，将艾条点燃后插入顶管中。上下移动艾条可调节合适的温度，多孔灸盒还可以根据临

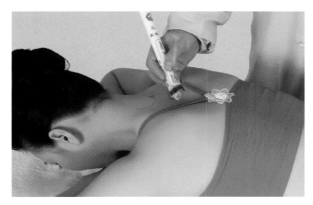

▲回旋灸

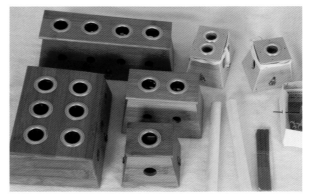

▲艾灸盒

床需要增减火头或按相应的孔穴插入艾条。为了使艾条能在盒内充分燃烧，盒体前后特设有透风孔，也可随时通过透风孔观察燃烧情况。当艾火烧至不锈钢管处时，应及时将艾条向下插送，以防烧松盒盖。灸治完毕后，应将盒体倒置，用手轻弹，便可轻松地将灰烬从盒体右方的方孔内排出。

（二）艾灸罐

与徒手持艾条灸以及其他灸具相比，艾灸罐的好处是比较方便，将艾灸罐绑在施灸部位，便可以将双手解放出来。因其方便，所以也被称为随身灸。但若讲效果，艾灸罐不如艾灸盒来的直接。

一般艾灸罐使用的是长度2.5~3厘米的艾段。

艾灸罐可以在网上购买，也可以在家里自己做，制作方法很简单。现在介绍两种艾灸罐的制作方法：

第一种： 简易纸盒艾灸罐。只需要准备一个小纸盒、几根铁丝、胶带、艾段。将小盒盒底去掉，相对的盒壁用铁丝扎穿，盒壁和盒盖上扎几个通风孔，使用时把艾段穿在铁丝上，用胶带将铁丝固定在盒壁上，使艾段卡在盒子中央，点燃艾段，盖上盒盖，则

可以放置在相应部位进行施灸，还可以用毛巾覆盖以控制温度。纸盒艾灸罐材料随处可见，制作方便，但仍然只能像使用艾灸盒一般使用，不能真正地达到随身灸。

第二种： 金属艾灸罐。准备好一个金属调料盒、一根细铁丝、一枚小钉子和一把锤子。用钉子给调料盒打孔，铁丝穿过调料盒用来固定艾段，把艾段捏松，便于铁丝穿过，且易于燃烧。将艾段绑在铁丝上，固定在盒内，点燃艾段，扣紧调料盒，这样艾灸罐就可以用了。

金属调料罐制作的艾灸罐，使用起来更加方便，能真正做到"随身灸"。用毛巾把艾灸罐包上，就可以放在任意需要的部位施灸了。若觉得热，可再包一层毛巾，用绳子绑住，系在施灸部位。也可以同时把几个艾灸罐放入袜子中，绑好，再放在施灸部位。如果不怕麻烦，还可以根据自己的需要用毛巾、袜套或皮布做几个单眼到多眼的艾灸罐套，缝上布带或者绳子，把艾灸罐放在罐套内，绑在需要施灸的部位。

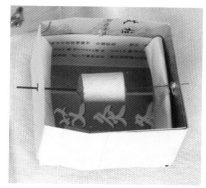

▲ 自制纸盒艾灸罐

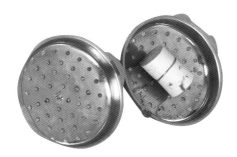

▲ 用金属调料罐制作的艾灸罐

（三）艾灸棒

艾灸棒大部分为金属制作，使用起来简单、安全，深得很多年轻人的喜爱。粗的艾灸棒一般可用于身体各处，所使用的是直径1.5~1.8厘米的普通艾条；比较细的艾灸棒除用于身体各处外，还可以用于面部和眼部的美容保健，需要使用的是直径0.7厘米的艾条。

使用艾灸棒时，先将艾条从包装盒取出，点燃后从尾部将艾条送入温灸棒中，轻按尾部，使艾条落至顶端，再以水平或倒置动作将艾条调整至适当距离，

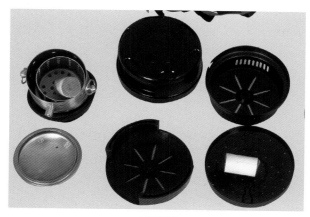

▲ 艾灸罐

经手掌试验温度、确定高低适中后，即可开始使用。

灸器点上火后不可悬空过久，以免接触皮肤时温度过高以致烫伤。如悬空太久，可先以手掌将灸器的温度搓低后再继续使用。灸时，每隔一段时间，应将灰烬敲除去。每使用灸条 2 ~ 3 条后，在灸器控制口会产生温灸油垢，应用毛刷（或牙刷等替代品）洗清以保持灸条之通畅。要熄火时，只要将上端弹簧部分按下，同时倒置灸器，使灸条滑入管内，停留十分钟即熄灭。

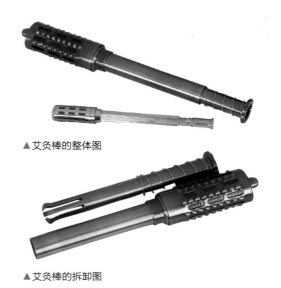

▲艾灸棒的整体图

▲艾灸棒的拆卸图

（四）其他

其他灸疗器具还有灸架、脐部温灸器等。其中灸架可以用于悬灸，和艾灸盒比较，灸架能够更准确地对准穴位，可以根据实际情况进行选用。

而脐部温灸器是专用于神阙穴施灸的，由一个木质葫芦罐、四片弹性金属片（主要用于固定点燃的艾灸条）、一个木柄和一个胶底圈筛底组成，使用时点燃艾灸条，从木罐口插入，点燃处插到木罐腹部（视皮肤感知的温度再调节高度），然后把木罐放到肚脐处即可。

此外还有不以艾为主要原料的灸法，比如灯芯草灸、线香灸、桑枝灸以及电灸器灸等，因日常很少采用，本书就不再赘述。

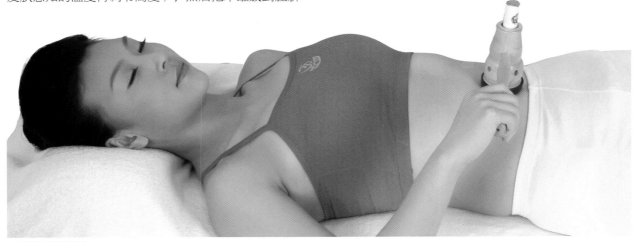

▲温灸器灸神阙穴

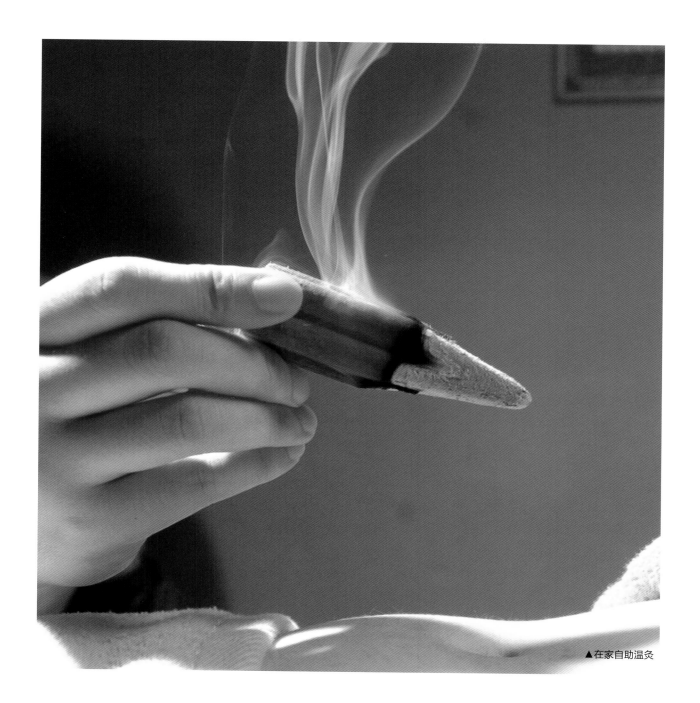

▲在家自助温灸

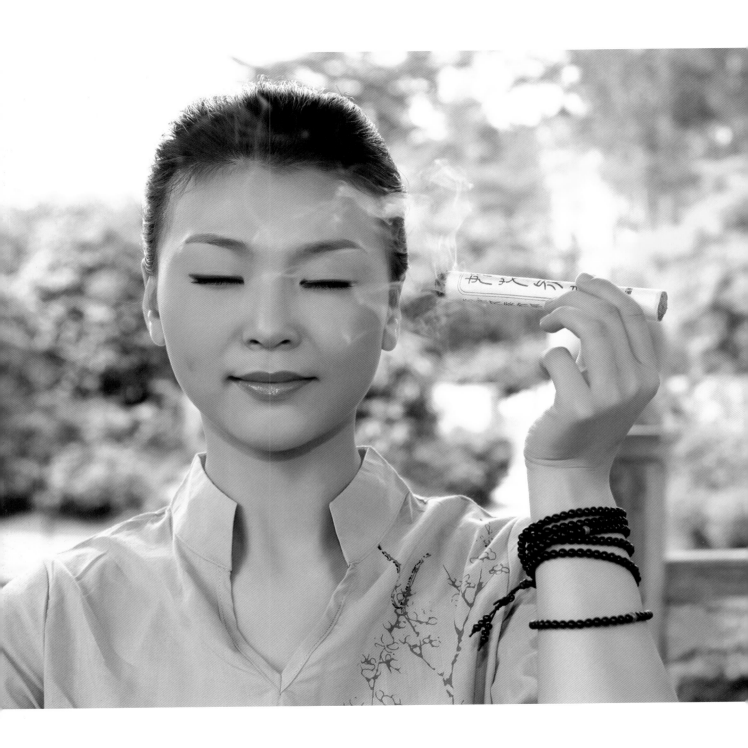

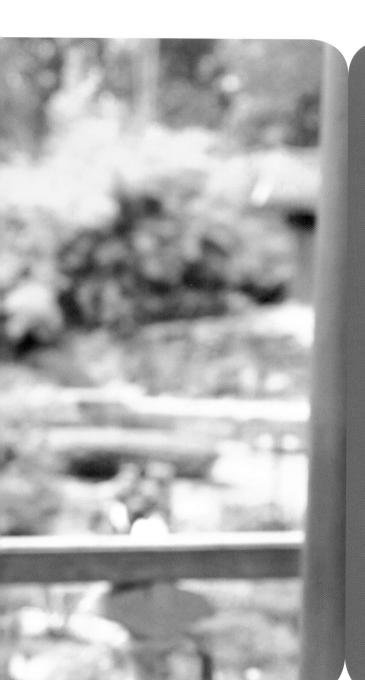

CHAPTER 03

掌握艾灸，
从简单找穴开始

虽然艾灸配穴不准不会出现任何的不良后果，然而如果选穴准确、配穴恰当，则能使疗效更佳。为了取得更好的治疗效果，找准穴位对艾灸来说是必不可少的。在这一章中，我们将系统地介绍有关经络与穴位的知识。

第一节｜一起来认识神秘的经络

经络是什么东西？对此，聪明的古人早在几千年前就给出了答案，并绘制出了详细的经络图谱。

在几千年的中医发展和应用过程中，经络学说在指导临床实践中起着决定性作用。然而，自西方医学传入中国以来，关于经络学说的争论此起彼伏，即使到了科学高度发达的今天，对经络的认识依旧处在争鸣阶段，至今仍没有一个统一的、清楚的科学解释。但种种迹象表明，经络是真实存在的。

一 经络是真实存在的

虽然早在两千多年前就已经有了详细的经络图谱，但是用现代的解剖方法，根本就找不出与图谱一致的经络。手术刀不能帮助人观察到经络，无论用哪一种现代的精密仪器对此也无能为力，于是，不少人对经络的存在表示怀疑。

有人说研究出经络实质的人可以获得诺贝尔奖，于是研究经络实质在东西方变得十分狂热。20世纪60年代，朝鲜有一位叫金凤汉的科学家宣称他找到了实质存在的经络，并命名为"凤汉小管"，后来却拿不出实际的证据，只得承认是弄错了。

曾任美国总统的尼克松在访华时现场观看了针灸治病，并为之惊叹不已，随后针灸传入美国，西方各国亦开始了对经络穴位的研究。

半个多世纪以来，中国国内外许多学者对经络进行不懈地探索，使用了各种最先进的研究技术，但都没能提出一种得到公认的理论来描述经络的实质。

虽然经络的实质研究并没有得出一个令人信服的结论，但经络并非子虚乌有，我国科学家已用现代科学实验检验了经络存在的客观性，还有很多现象都能证明经络是真实存在的。

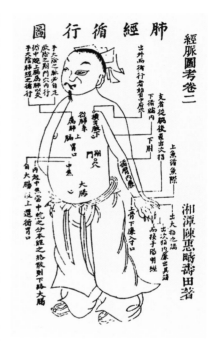

▲古老的经络图谱

一是感觉。针灸或按压穴位时，人体经络循行部位会出现酸、麻、涨、痛等感觉，中医把这种现象称之为"得气"，得气后治疗的效果会更好。是否能得气跟个人的体质有关，有的人经络比较敏感，感觉比较明显，有的人感觉则很微弱。一般说来，黑人和白人的循经感传比黄种人明显，所以黑人和白人运用针灸施治时效果更好。

二是皮肤病循经分布。某些人得皮肤病后，皮肤上的斑疹沿着经络循行部位分布，而并不是沿着神经或血管分布的。

三是皮肤低电阻。经实验发现，经络循行部位的电阻比其他部位低，这种现象不仅在活人身上可以观察到，在活的动物身上也可以观察到。

四是皮肤血管反应。在刺激某些穴位后，循经感传的路线上会出现红线、白线、皮疹、皮下出血、皮丘带等皮肤血管反应。

五是经络迹象。据科学家研究发现，人体是一个发光体，可以主动发出很微弱的冷光，发光强的光点绝大多数在经络上。几年前，法国研究人员通过在穴位注射放射性物质——锝，借助电子照相机成功拍下了锝的行走路线，发现它的行走路线与中医的经络基本相同，同时证明穴位是经络上的某些点。日本的科学家接着采用电子计算机和全息技术，将人体由平面转为立体观察，通过荧光染色发现穴位实际上是某些组织的"聚合物"，具有高度的灵敏性。另外，同位素跟踪、声音的传导等检测手段都表明经络循行的存在。

各种迹象证明，经络确实是真实存在的。随着科学的发展和越来越多的科学家投入到经络的研究之中，相信在不久的某一天，经络的实质会大白于天下的。

二 经络的基本介绍（总览表）

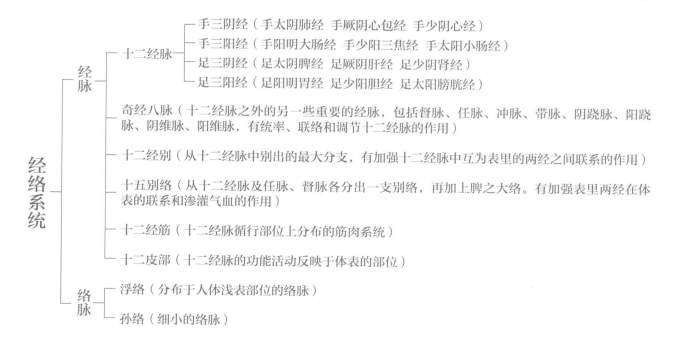

三 经络对人体的重要作用

经络将人体联系成了一个有机的整体。人体的五脏六腑、四肢百骸、五官九窍、皮肉筋骨等组织器官，之所以能保持相对的协调与统一，完成正常的生理活动，是依靠经络系统的联络沟通而实现的。

经络是运行气血、联系脏腑和体表及全身各部的通道。经，原意是"纵丝"，有路径的含义，即直行主线的意思，是经络系统中的主干，深而在里，贯通上下，沟通内外；络，有网络的含义，是经脉别处的分支，浅而在表，纵横交错，遍布全身。

经络中的经脉、经别与奇经八脉、十五络脉，纵横交错，入里出表，通上达下，联系人体各脏腑组织；经筋、皮部联系肢体筋肉皮肤；浮络和孙络联系人体各细微部分。经络是人体气血运行的通道，能将营养物质输布到全身各组织脏器，使脏腑组织得以营养，筋骨得以濡润，关节得以通利。

经络"行血气"而使营卫之气密布周身，在内和调于五脏，洒陈于六腑，在外抗御病邪、防止内侵。外邪侵犯人体由表及里，先从皮毛开始。卫气充实于络脉，络脉散布于全身而密布于皮部，当外邪侵犯机体时，卫气首当其冲发挥其抗御外邪、保卫机体的屏障作用。如《素问·缪刺论》所说："夫邪客于形也，必先舍于皮毛，留而不去，入舍于孙脉，留而不去，入舍于络脉，留而不去，入舍于经脉，内连五脏，散于肠胃。"

经络学说阐述人体经络的循行分布、生理功能、病理变化及其与脏腑的相互关系，是针灸学科的基础，也是中医基础理论的重要的组成部分。经络理论贯穿于中医的生理、病理、诊断和治疗等各个方面，对中医各科的临床实践有重要的指导意义。医家通过辨证，可以选择不同的经络进行施治。世界上现存最早的灸疗专著——马王堆汉墓出土的《足臂十一脉灸经》与《阴阳十一脉灸经》即是根据不同症状来选择某条经络进行灸治的。古人有"宁失其穴，勿失其经"的记载，经络是灸法辨证论治的基础。

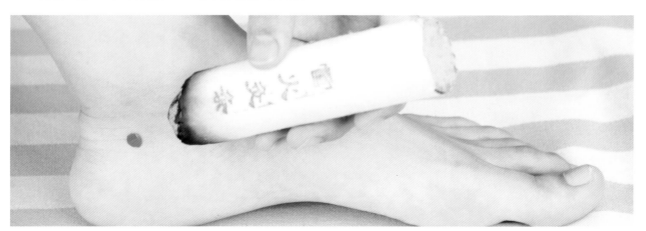

▲经络通畅则气血通畅

第二节 | 找穴越准，功效越好

腧穴，通常也被称为穴位。穴位是人体经络气血所注的部位，也是经络接受体内或外界刺激的反应点。在灸疗过程中，需要根据选取相应的穴位进行施灸。

针灸学家周楣声曾在《灸绳》中说："灸是指用火在孔穴上进行烧灼之意。"并认为"艾热必须作用在孔穴的一点上，效果才能发挥，感传才能出现，使气至病所"。

一 小小穴位作用大

穴位有沟通表里的作用，内在脏腑气血的病理变化能够反应于体表穴位，相应的穴位会出现压痛、酸楚、麻木、结节、肿胀、变色、丘疹、凹陷等反应，利用穴位的这些病理反应可以帮助诊断疾病。穴位更重要的作用是治疗疾病，通过针刺、艾灸、推拿等刺激相应穴位，可疏通经络，调节脏腑气血，达到治病的目的。具体说来，穴位的主治作用有以下几点：

（一）近治作用

近治作用是指通过作用于该穴位，能治疗该穴所在的部位以及邻近组织、器官的局部病症，这是一切穴位主治作用共同具有的特性。

（二）远治作用

在十二经和任督二脉的穴位中，尤其是十二经脉在四肢肘、膝关节以下的穴位，不仅能够治疗局部病症，还可以治疗本经循行所及的远隔部位的组织器官病症，甚至能够影响全身的功能。比如灸合谷穴，不仅可以治疗上肢病，还可以治疗颈部及头面部疾患，同时还可以治疗外感发热病；灸足三里穴不仅可以治疗下肢病，而且对调整消化系统功能，甚至对人体防卫、免疫反应等都具有一定促进作用。

（三）特殊作用

穴位的特殊作用是指某些穴位具有双重良性调整作用或相对特异性。具有双重良性调节作用的穴位，如天枢穴，可以治疗泄泻；也可以治疗便秘；内关穴，在心动过速时可以减慢心率，心动过缓时又可以提高心率。而具有特异性的穴位，如大椎穴可以退热，至阴穴可矫正胎位等。

二 取穴方法，帮你轻松找到穴位

（一）手指度量法

中医里有"同身寸"一说，就是用自己的手指作为穴的尺度。人有高矮胖瘦，骨节自有长短不同，

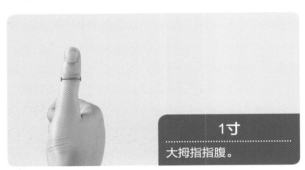

1寸
大拇指指腹。

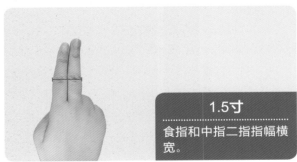

1.5寸
食指和中指二指指幅横宽。

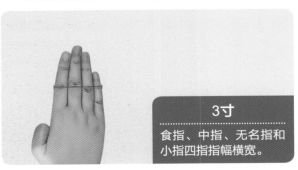

3寸
食指、中指、无名指和小指四指指幅横宽。

虽然两人同时各测得1寸长度，但实际距离却是不同的。

（二）标志参照法

固定标志： 如眉毛、脚踝、指甲或趾甲、乳头、肝脏等，都是常见判别穴位的标志。如印堂穴位于双眉的正中央；素髎穴位于鼻尖处。

动作标志： 必须采取相应的动作姿势才能出现的标志，如张口取耳屏前凹陷处即为听宫穴。

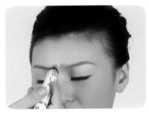

▲印堂穴

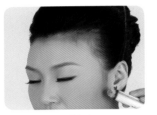

▲听宫穴

（三）身体度量法

利用身体的部位及线条作为简单的参考度量，也是找穴的一个好方法。如膻中穴在前正中线上，两乳之间。

（四）徒手找穴法

触摸法： 以大拇指指腹或其他四指手掌触摸皮肤，如果感觉到皮肤有粗糙感，或是有刺般的疼痛，或是有硬结，那可能就是穴位所在。如此可以观察皮肤表面的反应。

抓捏法： 以食指和大拇指轻捏感觉异常的皮肤部位，前后揉一揉，当揉到经穴部位时，感觉会特别疼痛，而且身体会自然地抽动想逃避。如此可以观察皮下组织的反应。

按压法： 用指腹轻压皮肤，画小圈揉揉看。对于在抓捏皮肤时感到疼痛想逃避的部位，再以按压法确

认看看。如果指头碰到有点状、条状的硬结就可确定是经穴的所在位置。

三 艾灸常用的10大重要穴位

（一）百会穴——人体最高处的穴位

百会穴：属于督脉。百，数量词，多之意。会，交会也。"百会"意指手足三阳经及督脉的阳气在此交会。本穴由于其处于人之头顶，在人的最高处，因此人体各经上传的阳气都交会于此，故名百会。百会穴位于头顶正中线与两耳尖连线的交点处，用手摸可摸到一块比较柔软的地方。百会贯通诸阳经，内系于脑，在上能醒脑开窍，在中能宁心安神；既能升清阳举下陷，又能温阳以暖下元；既能平息内风，又能疏散外风。所以本穴是救急特效穴，为治疗神志病、风证、阳气虚损之要穴，临床上用于诸种疾病。

（二）大椎穴——阳气与督脉的会合之处

大椎穴：属于督脉，有通督行气，贯通督脉上下之作用，同时如果有感冒、过敏性疾病、热病、癫

灸法

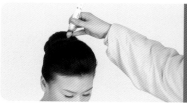

艾条温和灸，距穴位5~10厘米，时间为3~5分钟，或以感受温热能接受程度为宜

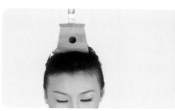

用单孔艾灸盒自我灸治

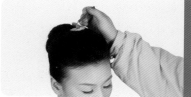

隔姜灸能和姜的温散寒邪的功能结合起来，效果更加显著

灸法

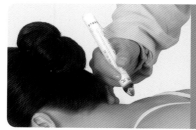

艾条温和灸，距穴位5~10厘米，时间为5~15分钟，以感受温热能接受的程度为宜

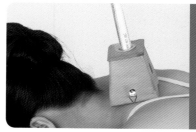

单孔艾灸盒施灸，每次施灸10~20分钟。以自己适应为度，可以逐渐延长施灸时间

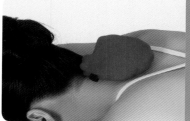

艾灸罐施灸，时间可以在20~40分钟，热度以能耐受为度，艾灸罐要用毛巾或布套包起来施灸，以免发生烫伤

病、颈椎病，治疗取穴大椎穴是首选。治疗寒凉的疾病大椎穴也是首选穴位。

大椎穴位于后正中线上，在第7颈椎棘突下凹陷

灸法

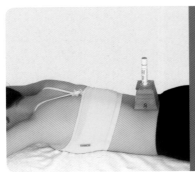

艾条温和灸，对准命门穴距皮肤2～3厘米施灸，使局部有温热感而不灼痛为宜，每次灸30～60分钟，灸至局部皮肤产生红晕为度，每星期灸一次

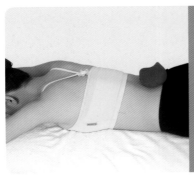

艾灸罐灸治，每次灸30～60分钟，艾灸罐要用毛巾或布套包裹起来，以免烫伤

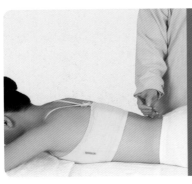

无瘢痕灸，将艾炷直接置于穴位上，点燃施灸，至艾炷尚未燃尽之时移去换新艾炷，每次20～30壮

处。大椎穴还有明显的退热作用，艾灸大椎穴，能防治感冒、气管炎、肺炎等上呼吸道感染疾病，还可用于肺气肿、哮喘的防治。

（三）命门穴——蕴藏先天之气的生命之门

命门穴：属于督脉。命，人之根本也。门，出入的门户也。"命门"意指脊骨中的高温高压阴性水液由此外输督脉。

本穴因位处腰背的正中部位，内连脊骨，在人体重力场中为位置低下之处，脊骨内的高温高压阴性水液由此外输体表督脉，本穴外输的阴性水液有维系督脉气血流行不息的作用，为人体的生命之本，故名命门。命门穴很好找，它和我们的肚脐是前后相对的，在找该穴的时候，只要以肚脐为中心围绕腰部做一个圆圈，这个圆圈与背后正中线的交点处即是。

艾灸命门穴可强肾固本、温肾壮阳，强腰膝、固肾气，能治疗腰部虚冷疼痛、遗尿、腹泻，男性遗精、阳痿以及女性的虚寒性月经不调、习惯性流产等症，并能延缓人体衰老，疏通督脉上的气滞点，加强其与任脉的联系，促进真气在任、督二脉上的运行。

（四）中脘穴——可直接调控胃腑气血、阴阳虚实的穴位

中脘穴：属于任脉。中，指本穴相对于上脘、下脘二穴而为中也。脘，空腔也。"中脘"意指任脉的地部经水由此向下而行。本穴物质为任脉上部经脉的下行经水，至本穴后，经水继续向下而行，如流入任脉下部的巨大空腔，故名。

中脘穴为手太阳、手少阳、足阳明、任脉之会。本穴物质为地部经水，它不光来自任脉上部经脉的冷降之水，还有手太阳、手少阳、足阳明三经的冷降水

灸法

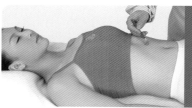

艾条温和灸，距离皮肤2～3厘米，悬灸10分钟，以穴位上皮肤潮红色为度

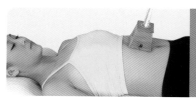

单孔艾灸盒施灸，将单孔艾灸盒置于中脘穴处，点燃艾条施灸，每次10～15分钟

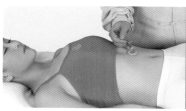

隔姜灸，将生姜切薄片并扎数个小孔，置于中脘穴处，上置艾炷施灸，每次20～30壮

液，故为手太阳、手少阳、足阳明任脉之会。

中脘穴位于腹部正中线，脐上4寸。中脘穴有调胃补气、化湿和中、降逆止呕的作用。艾灸中脘穴可直接调控胃腑气血，有利于提高脾胃功能，促进消化吸收和增强人的抵抗力，对于胃脘胀痛、呕吐、呃逆、吞酸、食欲不振等有较好的疗效。

（五）神阙穴——任脉气血在肚脐正中聚集之处

神阙穴： 神阙穴是人体任脉上的重要穴位之一，是人体的长寿大穴。它与人体的生命活动密切相关。母体中的胎儿是靠胎盘呼吸的，而脐带、胎盘紧连在

灸法

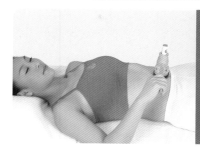

脐部温灸器灸，将艾条点燃处插到温灸器中，调节艾条高度到感觉温热为度，然后把木罐放到肚脐处，灸10～30分钟即可

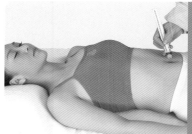

艾条温和灸，将艾条点燃，对准肚脐，距离2～3厘米，灸10～15分钟

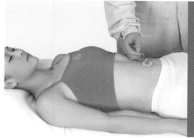

隔姜灸，将姜片置于肚脐上方，艾炷置于姜片上，点燃艾炷，灸10～20壮，5～15分钟

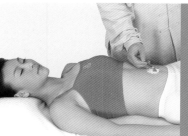

隔盐灸：肚脐用盐填平，上置艾炷，灸10～15壮，5～15分钟

脐中，属于先天真息状态；婴儿脱体后，脐带被切断，先天呼吸终止，后天肺呼吸开始。没有神阙穴，生命就不复存在。

人体肚脐中央处即是神阙穴。经常艾灸神阙穴，可以使人体真气充盈、精神饱满、体力充沛、腰肌强壮、面色红润、耳聪目明、轻身延年，并对腹痛肠鸣、水肿膨胀、泻痢脱肛、中风脱症等有独特的疗效。

灸法

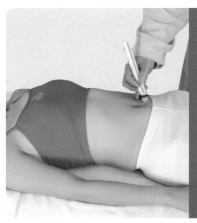

艾条温和灸，在距气海穴约3厘米处施灸，如局部有温热舒适感觉，即固定不动，可随热感而随时调整距离。每次灸10～15分钟，以灸至局部稍有红晕为度

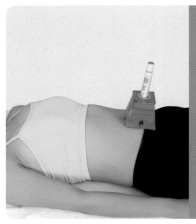

可将燃着的艾条插入艾灸盒，置于气海穴上，每次施灸15～30分钟，每天1次，10天为一灸程。也可每周施灸1～2次，长期应用

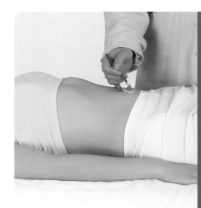

取0.3～0.5厘米厚鲜姜一片，用针穿刺数个针孔，覆盖在气海穴上，然后置小艾炷或中艾炷于姜片上点燃施灸。每次3～5壮，以灸至局部温热舒适，灸处稍有红晕为度。隔日或3日1次，每月灸10次

（六）气海穴——元气聚集的地方

气海穴：属于任脉。气就是人体呼吸出入的气息，也就是元气与其他各种气，如宗气、卫气、营气等。海就是海洋，意喻广大深远、无边无际。"气海"，简单理解就是气息的海洋。

后人有"气海一穴暖全身"之誉称，是说气海穴有温养、健壮全身的作用。气海穴位于下腹部，前正中线上，肚脐中下1.5寸处。艾灸气海穴能温阳益气、扶正固本、培元补虚、延年益寿。能治疗阳气缺乏、活力乏源所招致的虚寒性疾患。

（七）关元穴——艾灸关元提升整体阳气

关元穴：属于任脉。关，关卡也。元，元首也。"关元"意指任脉气血中的滞重水湿在此关卡不得上行。

关元穴是人体足太阴脾经、足少阴肾经、足厥阴肝经在任脉的交会点，此穴有精宫、丹田等别名。艾灸关元穴可以治疗一切阳虚证、气虚证，如气喘短气、畏寒怕冷、遗尿、小便频数、尿闭、泄泻、腹痛、遗精、阳痿、疝气、月经不调、带下、不食、精

冷、中风脱证、虚劳羸瘦等。关元穴又是小肠的募穴，小肠之气汇聚于此。小肠是人体吸收营养物质的主要器官，灸关元就能很好地促进肠道功能，增强其对营养物质的吸收能力。

关元穴位于下腹部前正中线上，肚脐正中的下面3寸处。关元穴是自古的养生要穴，古今医家都认为刺激该穴的重要手段就是灸。坚持艾灸关元穴可以健康长寿、增强体质。

艾灸此穴一定要掌握火候，要温而不烫，灸到红晕为度；灸的时间要长，持续地温灸，达到热量内透，自觉腹内暖洋洋、热乎乎，如融化般的舒适状态。艾灸关元穴见效，腹内的寒气会立觉消散。

灸法

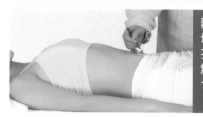

隔姜灸，将生姜切片并扎数个小孔，上置艾炷点燃灸治，每次10~20壮

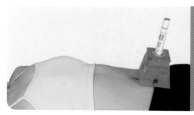

单孔艾灸盒灸，将单孔艾灸盒置于关元穴上自行灸治，每次10~20分钟，或以温热为度

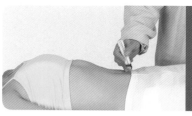

艾条温和灸，艾条应距离皮肤2~3厘米，以局部感觉温热而不灼痛为宜

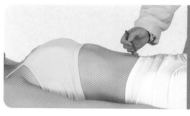

无瘢痕灸，将艾炷置于关元穴，点燃施灸，每次10~20壮

灸法

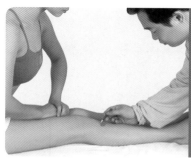

无瘢痕灸，在足三里处涂抹少量蒜汁或凡士林，距离以皮肤感温热为度，将艾炷置于穴位上施灸，每次5~7壮，以局部皮肤出现轻度红晕为度

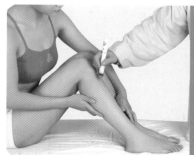

艾条温和灸，将艾条点燃对准足三里穴施灸，距离以皮肤感到温热为度，每次10~15分钟

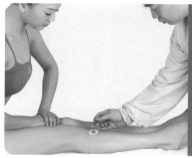

隔姜灸，将生姜切片并扎数个孔，置于足三里处，艾炷置于其上点燃施灸，每次5~7壮，以局部皮肤出现轻度红晕为度

（八）足三里穴——强壮身心的大穴

足三里穴：属于足阳明胃经。"三里"是指理上、理中、理下。

古今大量的实践证实，足三里是一个能防治多种疾病、强身健体的重要穴位。中医认为，脾胃为后天之本、气血生化之源、五脏六腑赖之充养，是生命的根本。所以，调补脾胃的重要穴位足三里可以补益气血、扶正培元，达到保健防病、强身健体的目的。

艾灸对人体机能的调整具有整体性，通过艾灸"足三里"，促进气血运行，起到温中散寒、化淤消肿的作用，并能健脾补胃、增强正气，提高机体的免疫功能，从而发挥其防病强身、延年益寿的作用。

足三里穴位于小腿前外侧，在犊鼻穴下3寸，距胫骨前缘一横指处。取穴时，由外膝眼向下量四横指，在腓骨与胫骨之间，由胫骨旁量一横指即是。

（九）三阴交穴——脾经、肝经、肾经交会

三阴交穴：属于足太阴脾经。三阴，足三阴经也。交，交会也。"三阴交"意指足部的三条阴经中气血物质在本穴交会。本穴物质有脾经提供的湿热之气，有肝经提供的水湿之气，有肾经提供的寒冷之气，三条阴经气血交会于此，故名三阴交穴。

三阴交穴是保健大穴之一，经常艾灸三阴交，具有健脾、和胃化湿、疏肝益肾、调经血、主生殖的功能，对肝、脾、肾的疾病都有防治作用。

中医认为妇女"少气多血""以血为本"。因妇女具有经、带、胎、产、乳的生理过程，相应也形成了气血不足及肝、脾、肾易损的病理特点。女性经常艾灸三阴交穴，除防病保健外，还能起到美容的功效。

三阴交穴在小腿内侧，在足内踝尖上3寸，胫骨内侧缘后方；正坐屈膝成直角取穴。

灸法

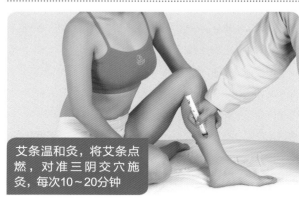

艾条温和灸，将艾条点燃，对准三阴交穴施灸，每次10～20分钟

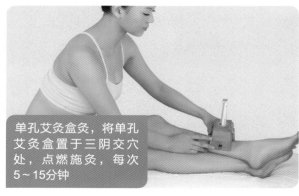

单孔艾灸盒灸，将单孔艾灸盒置于三阴交穴处，点燃施灸，每次5～15分钟

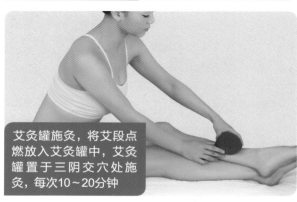

艾灸罐施灸，将艾段点燃放入艾灸罐中，艾灸罐置于三阴交穴处施灸，每次10～20分钟

（十）涌泉穴——肾经经脉第一穴，肾经经水涌出之所

涌，外涌而出也。泉，泉水也。

"涌泉"意指体内肾经的经水由此外涌而出体表。本穴为肾经经脉的第一穴，它连通肾经的体内、体表经脉，肾经体内经脉中的高温高压的水液由此外涌而出体表，故名涌泉。

涌泉穴又名地冲，为足少阴肾经的井穴，灸之可滋阴潜阳、宁心安神，有引火归元之妙；且有增精益髓、补肾壮阳、强筋壮骨之功效。艾灸涌泉穴最明显的作用是治疗失眠与调节血压。

涌泉穴位于足底中线前、中三分之一交点处，当足趾屈时，足底前凹陷处。

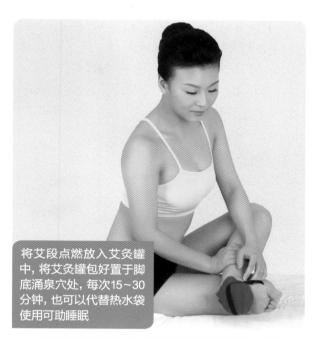

将艾段点燃放入艾灸罐中，将艾灸罐包好置于脚底涌泉穴处，每次15~30分钟，也可以代替热水袋使用可助睡眠

灸法

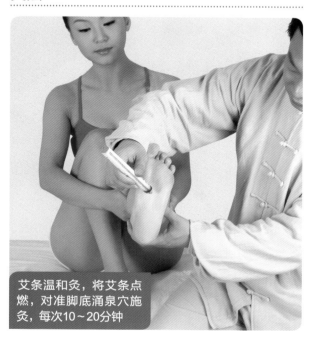

艾条温和灸，将艾条点燃，对准脚底涌泉穴施灸，每次10~20分钟

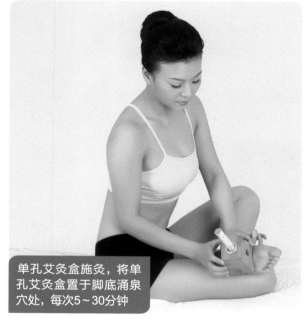

单孔艾灸盒施灸，将单孔艾灸盒置于脚底涌泉穴处，每次5~30分钟

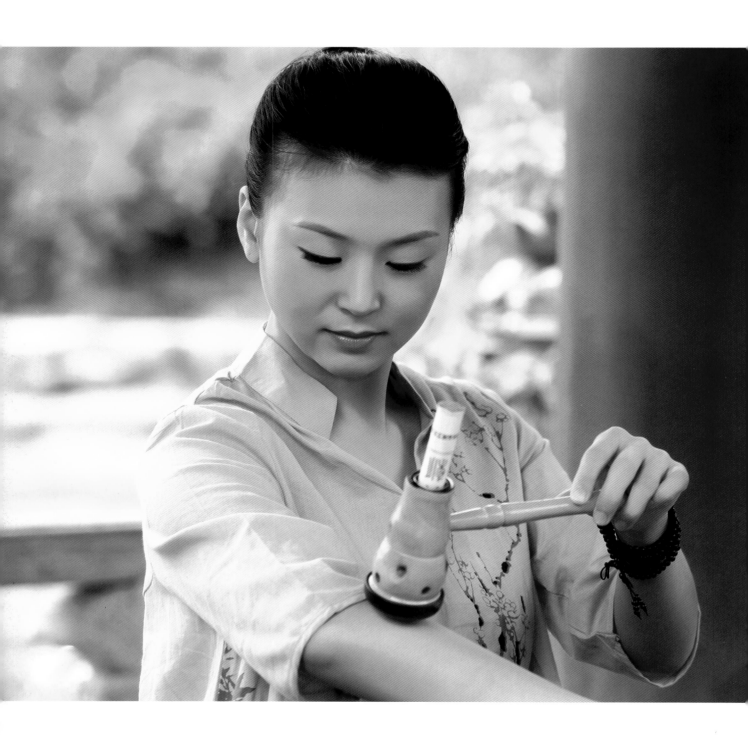

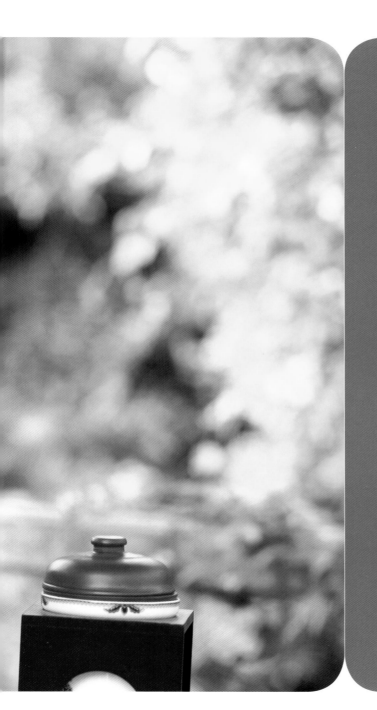

艾灸帮忙,
内科常见病一扫光

感冒、咳嗽、头痛、失眠……这些内科疾病到底是怎么引起的,又有什么样的临床表现,该如何用艾灸治疗呢?同样是感冒、咳嗽,不同证型又该采取什么样的艾灸疗法呢?学会艾灸,能让你获得不苦口的'良药',不打针、不吃药,轻轻松松就能将数十种内科疾患轻松灸除。

第一节 | 风寒感冒

风寒感冒又称伤风、冒寒等，中医认为是风寒之邪外袭、肺气失宣导致，属于表证、寒证。

其症状为：后脑疼，连带颈部转动不灵活，或有目眶疼痛，怕寒怕风，不发热或者发热不明显，无汗，周身酸痛，乏力。鼻塞声音重，鼻涕是清涕、白色或稍微带点黄色。如果鼻塞不流涕，喝点热开水，开始流清涕，也属于风寒感冒。打喷嚏、咳嗽，若咳嗽有痰则痰是色白质稀的。风寒感冒日久，或会流黄涕、咳吐黄痰，这是寒邪入里化热的表现。舌无苔或薄白苔。若会号脉，则可以感觉到浮紧脉的脉象。

选穴 / 定位

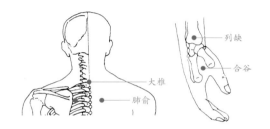

大椎穴： 后正中线上，第七颈椎棘突（即低头时颈背最突起的骨头）下凹陷中。

肺俞穴： 在背部，第三胸椎棘突下，两侧旁开1.5寸处。

合谷穴： 即通常所说的虎口，并拢拇指时肌肉隆起处。

列缺穴： 两手虎口自然平直交叉，一手食指按在另一手桡骨茎突上，指尖所在的凹陷处。

灸法

艾条温和灸，每穴15分钟，灸至局部皮肤温热泛红、恶寒症状缓解即可，每日1～2次，病愈即止。

治疗原理

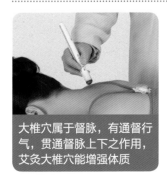

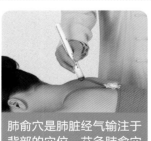

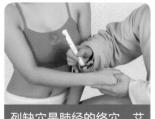

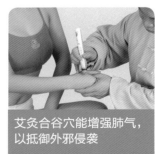

大椎穴属于督脉，有通督行气，贯通督脉上下之作用，艾灸大椎穴能增强体质

肺俞穴是肺脏经气输注于背部的穴位，艾灸肺俞穴可以补肺气、调肺脏

列缺穴是肺经的络穴，艾灸列缺穴可以宣肺解表

艾灸合谷穴能增强肺气，以抵御外邪侵袭

▲灸上述各穴可以达到表里同治之效

第二节 风热感冒

风热感冒是风热之邪犯表、肺气失和所致。属于表证、热证。

其症状为：喉咙痛，通常在感冒症状之前就痛。如果有痰，通常是黄色或带黑色。若流鼻涕则是浓涕，通常黄色。有的人有便秘、身热、口渴、心烦的症状，有的人是在感冒前就有便秘的现象。本症患者或发病时值天气突然由冷转热时节，或本属阴虚或热盛体质，即经常热气大，容易上火。舌质通常比较红，舌苔带点黄色，也有可能是白色的。若会号脉，则可以感觉到浮数脉的脉象。

选穴 / 定位

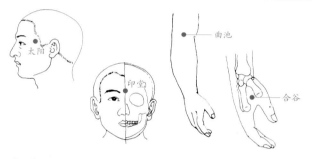

太阳穴： 在眉梢与目外眦之间向后约1寸的凹陷中。

印堂穴： 两眉头连线的中点处。

曲池穴： 屈肘，肘的横纹外侧端（拇指一侧）凹陷中。

合谷穴： 即通常所说的虎口，并拢拇指时肌肉隆起处。

灸法

艾条雀啄灸，每穴10～15分钟，每日1次，症状消失后再施灸1～2次即可停止。

治疗原理

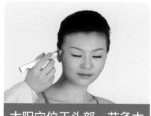

太阳穴位于头部，艾灸太阳穴对治疗感冒头痛有很好的效果

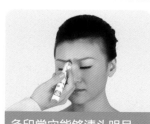

灸印堂穴能够清头明目、通鼻开窍

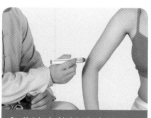

灸曲池穴能够清头明目、通鼻开窍

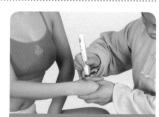

灸合谷穴能够增强肺气，抵御外邪

▲灸以上穴位对风热感冒有很好的治疗作用

第三节 | 风寒咳嗽

　　风寒咳嗽为风寒犯肺，肺失宣肃导致的。属于表证、寒证。

　　其症状为：咳嗽的声音比较重，咽喉痒，咳出的痰较稀薄，痰的颜色是白色的。大多数兼有鼻塞的状况，鼻涕为清涕。头痛，肢体感觉酸痛，怕冷，或见发热，无汗。感冒后遗留咳嗽者，证多属虚，因肺脏气机尚未恢复调和。风寒咳嗽，无痰者，或症轻，或患者肺部有燥热。舌质为淡红色，舌苔薄、白色。若会号脉，则可以感觉到浮脉或浮紧脉的脉象。

选穴 / 定位

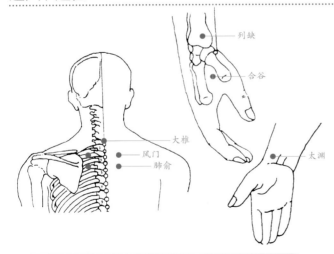

大椎穴：后正中线上，第七颈椎棘突（即低头时颈背最突起的骨头）下凹陷中。

风门穴：在背部，第二胸椎棘突下，两侧旁开1.5寸处。

肺俞穴：在背部，第三胸椎棘突下，两侧旁开1.5寸处。

合谷穴：即通常所说的虎口，并拢拇指时肌肉隆起处。

太渊穴：腕掌横纹桡侧，桡动脉搏动处。

列缺穴：两手虎口自然平直交叉，一手食指按在另一手桡骨茎突上，指尖所在凹陷处。

注意事项

➲ 施灸时应避风保暖，防止因皮肤暴露而受凉，从而加重病情。

➲ 有条件者可配合针刺、拔罐治疗。

➲ 经常参加体育锻炼，增强体质，可减少本病的发生。

➲ 经常灸足三里穴，可增强抵抗力，对于易患感冒者有预防效果。

➲ 常开门窗，保持室内空气流通，降低被病菌感染的几率。

灸法

　　艾条雀啄灸，每穴10～15分钟，每日1次，症状消失后再施灸1～2次即可停止。

治疗原理

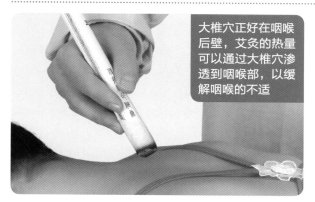

大椎穴正好在咽喉后壁，艾灸的热量可以通过大椎穴渗透到咽喉部，以缓解咽喉的不适

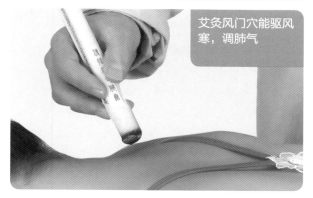

艾灸风门穴能驱风寒，调肺气

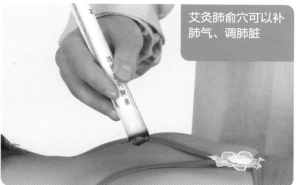

艾灸肺俞穴可以补肺气、调肺脏

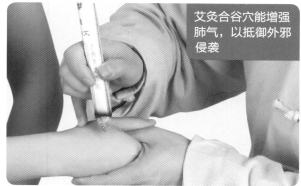

艾灸合谷穴能增强肺气，以抵御外邪侵袭

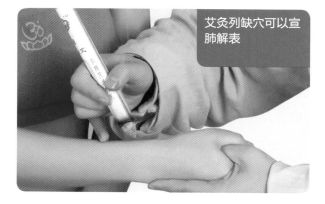

艾灸列缺穴可以宣肺解表

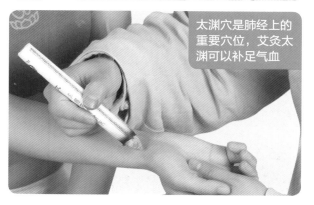

太渊穴是肺经上的重要穴位，艾灸太渊可以补足气血

▲艾灸上述穴位能从根本上解决风寒咳嗽。

058

第四节 | 风热咳嗽

风热咳嗽为风热犯肺、肺失清肃、热炼津液成痰，故见咳嗽。属于热证。其症状为：咳嗽频繁、剧烈，气粗或咳嗽的声音沙哑，喉咙干燥、咽喉疼痛，咳痰不爽或无痰，痰是黏稠或稠黄的，咳嗽时有出汗的现象。或有鼻涕是黄色。口渴，头痛，肢体酸软，怕风，身体发热。也有患者只是干咳，无痰或少量白色黏痰，因于肺燥、外感凉燥或热燥之邪。舌红，苔薄黄。若会号脉，则可以感觉到浮紧脉或浮滑脉的脉象。

选穴 / 定位

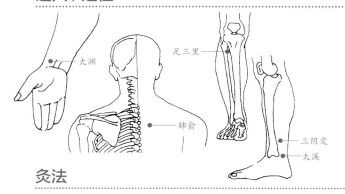

肺俞穴： 在背部，第三胸椎棘突下，两侧旁开1.5寸处。

三阴交穴： 小腿内侧，在足内踝尖上3寸，胫骨内侧后方。

太渊穴： 腕掌横纹桡侧，桡动脉搏动处。

太溪穴： 足内侧，内踝后方，在内踝尖与跟腱的凹陷处。

足三里穴： 小腿前外侧，犊鼻穴下（膝盖骨下缘）3寸，距胫骨前缘约一横指处。

灸法

艾条温和灸，距离皮肤2～3厘米感觉温热即可，以微红为度，每穴8～10分钟，每日1次，咳嗽停止、咳痰消失后巩固2～3次即可。

治疗原理

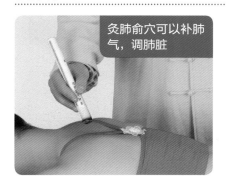

灸肺俞穴可以补肺气，调肺脏

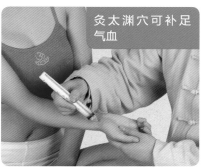

灸太渊穴可补足气血

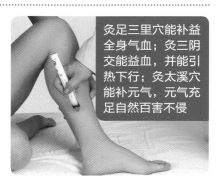

灸足三里穴能补益全身气血；灸三阴交能益血，并能引热下行；灸太溪穴能补元气，元气充足自然百害不侵

第五节 | 肺脾气虚型哮喘

每年夏季的三伏天和冬季的三九天，各大医院、门诊都有很多哮喘患者排着长队进行穴位贴敷以防治哮喘发作。运用艾灸，我们在家就能轻松防治哮喘，选穴得当则也可以取得同样良好的效果，还省去到医院排队的麻烦。

中医认为哮喘是由于宿痰伏肺，遇诱因引发，导致痰阻气道、气道挛急、肺失肃降、肺气上逆所致的发作性痰鸣缓解期常无明显症状，反复发作日久，则寒痰伤及脾肾之阳，痰热则耗伤肺肾之阴，实证由此转为虚证，平时即可表现肺、脾、肾等脏器虚弱的症候。艾灸治疗主要在缓解期应用。

哮喘缓解期的患者虽如常人，但部分人会有如下或轻或重的症状：倦怠易劳累，无力易疲乏，呼吸气短，话语声音低沉，喉中有轻度哮鸣，若有痰则多色白质稀，轻微活动或不活动即有汗出，常易感冒，食少，大便质较稀。舌质较淡，苔白。若会号脉，则能感觉出脉象较细较弱。

选穴 / 定位

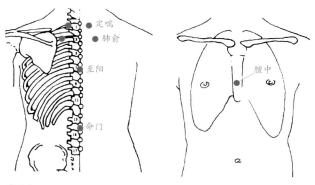

至阳穴：在背部，后正中线上第七胸椎棘突（隆起的骨）下方凹陷处。

定喘穴：在肩背部，后正中线上第七颈椎棘突（隆起的骨）下方凹陷处，两侧旁开0.5寸处。

命门穴：在腰部，后正中线上第二腰椎棘突（隆起的骨）下方凹陷处。

肺俞穴：在背部，第三胸椎棘突下，两侧旁开1.5寸处。

膻中穴：在胸部，两乳头连线中点处。

灸法

艾条温和灸，每穴10～15分钟，灸至皮肤红晕温热即可，每日1次，10次为1个疗程，可长期间隔施灸。

注意事项

➜ 平时亦可灸上述穴位以防病，有条件者夏日三伏天与冬季三九天时可去中医院进行敷贴治疗和预防。
➜ 远离刺激哮喘发作的诱发物，如花粉、灰尘等，需避寒保暖等。

治疗原理

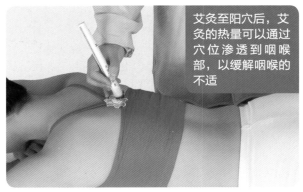

艾灸至阳穴后，艾灸的热量可以通过穴位渗透到咽喉部，以缓解咽喉的不适

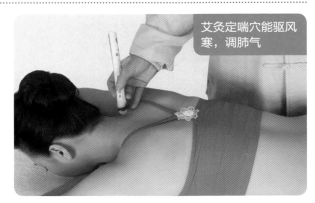

艾灸定喘穴能驱风寒，调肺气

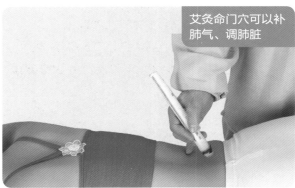

艾灸命门穴可以补肺气、调肺脏

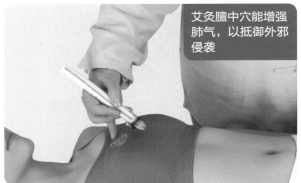

艾灸膻中穴能增强肺气，以抵御外邪侵袭

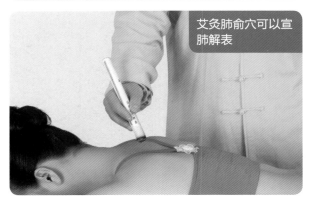

艾灸肺俞穴可以宣肺解表

温馨小贴士

化脓灸或因施灸不当，局部烫伤可能起疮。如果艾灸后，产生灸疮，一定不要将灸疮弄破，如果已经破溃感染，要及时使用消炎药。

第六节　肺肾两虚型哮喘

呼吸气息粗、声响，另有一部分人会有如下或轻或重的症状：呼吸气短急促，活动后加剧，喉中有轻度哮鸣，若有痰则黏腻有泡沫；耳鸣，腰酸腿软，易疲劳；或有手脚心热、汗出，两颊潮红，口干喜饮；或常怕冷，手脚冰凉，面色苍白。上述症状或者并不同时具有，仅有其中单项也可对症治疗。舌苔淡而白，舌体胖；或舌质红，苔少，舌体细瘦。若会号脉，则能感觉出脉象或较沉较细，或细而数。

选穴 / 定位

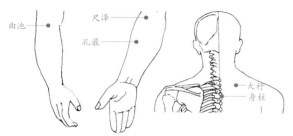

曲池穴： 屈肘，肘横纹外侧端（拇指一侧）凹陷中。

尺泽穴： 肘横纹中，肱二头肌腱桡侧缘。

孔最穴： 前臂掌面偏外侧，腕横纹上7寸处。

大杼穴： 在背部，第一胸椎棘突下，两侧旁开1.5寸处。

身柱穴： 在背部，后正中线上第三胸椎棘突下凹陷处。

灸法

艾条雀啄灸，每穴10～15分钟，皮肤灼热红晕即可，每日1次，10次为1个疗程。

治疗原理

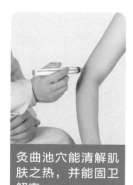

灸曲池穴能清解肌肤之热，并能固卫解表

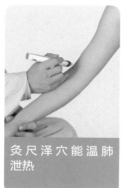

灸尺泽穴能温肺泄热

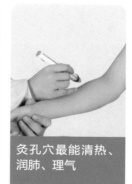

灸孔最穴能清热、润肺、理气

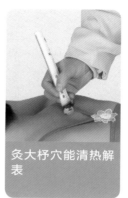

灸大杼穴能清热解表

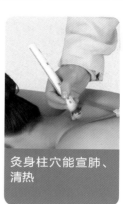

灸身柱穴能宣肺、清热

第七节 | 肝火偏旺型高血压

高血压患病率极高，并被称为人类健康的"隐形杀手"，可损害人体重要内脏器官，如心、脑、肾等，引发脑出血、脑梗死等严重疾病。世界卫生组织（WHO）提出，收缩压大于或等于140毫米汞柱或舒张压大于或等于90毫米汞柱即可诊断为高血压。高血压病要尽早发现、尽早治疗。当平时出现头晕、头胀或头痛时，一定要及时测量血压，如果血压过高，则应及早就医。

由于肝火偏旺、肝阳上亢会直接导致高血压的发生。肝火偏旺型高血压属于实证，其症状为：患者多性情急躁易动怒，怒则头痛、头晕、面红、目红，或有口干喜冷饮，口苦食饭不香，或食肥甘厚味，嗜酒抽烟，平素有便秘、尿黄的现象出现；舌红，苔黄。若会号脉，则能感受到数脉或弦数脉的脉象。

选穴 / 定位

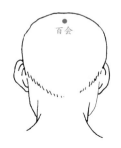

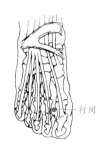

百会穴： 在头顶部，正中线上，两耳尖连线中点，或前发际正中直上5寸处。

行间穴： 在足背，第一、第二趾间，趾根部的后方足背皮肤与足底皮肤交界处。

灸法

艾条雀啄灸，每穴15分钟，以穴位温热红晕为度，每日1次，可长期间隔施灸。

治疗原理

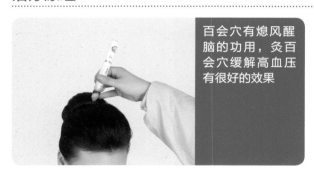

百会穴有熄风醒脑的功用，灸百会穴缓解高血压有很好的效果

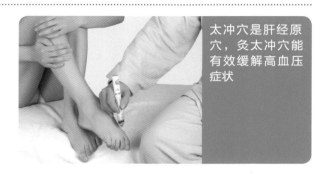

太冲穴是肝经原穴，灸太冲穴能有效缓解高血压症状

第八节 阴虚阳亢型高血压

阴虚阳亢型高血压症状为：患者肝阳上亢，气血充斥头目，则头痛头晕；肾开窍于耳，肾阴亏虚，耳目失于濡养则耳鸣、眼花；而腰为肾之府，腰府失养，则腰酸腰痛；肾主骨生髓，肾亏，则骨质失养疏松，膝关节疼痛，双腿绵软无力，所以有头重脚轻之症；心藏神，心又属火，心火与肾水不能制衡，则心神妄动，有夜晚失眠多梦、眼花、头重脚轻、腰膝酸软等症状。舌红干、少津，苔少或无苔。若会号脉，则能感受到细数脉的脉象。

选穴 / 定位

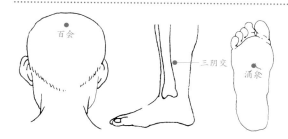

百会穴： 在头顶部，正中线上，两耳尖连线中点，或前发际正中直上5寸处。

三阴交穴： 小腿内侧，足内踝尖上3寸，胫骨内侧后方。

涌泉穴： 在足底部，卷足时前部凹陷处，足底第二、第三趾趾缝纹头端与足跟连线的前1/3与后2/3交点上。

灸法

艾条雀啄灸，每穴5分钟，灸至皮肤红润灼热，每日1次，10次为1个疗程。

治疗原理

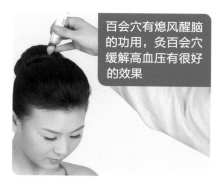

百会穴有熄风醒脑的功用，灸百会穴缓解高血压有很好的效果

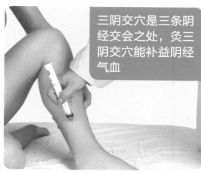

三阴交穴是三条阴经交会之处，灸三阴交穴能补益阴经气血

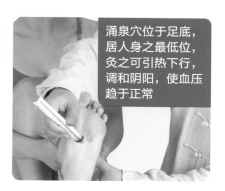

涌泉穴位于足底，居人身之最低位，灸之可引热下行，调和阴阳，使血压趋于正常

第九节 | 湿热型高脂血

高脂血属于中医的痰湿证范畴，发病原因一方面由于日常嗜食肥甘厚味、嗜饮浓茶烈酒，经脾胃化生，形成痰湿膏脂，经脾胃运化，肺气宣发，流入皮下形成脂肪，流入脉管，形成血脂；另一方面是由于情志不遂、肝郁气滞，或思虑过度等因素导致脾胃损伤，脾失健运，痰湿积聚于皮下形成脂肪，积聚于脉管，形成血脂。前者要合理膳食，同时可通过艾灸调理机体能量代谢；后者则需要运用艾灸调理脾胃功能，从根本上解决血脂浓度过高的问题。

湿热型高脂血症状为：吃得比较多，膳食营养成分过剩，很容易饥饿，形体偏胖，脘腹胀满；面色红润，口苦口干，心烦头昏。舌红，苔黄腻。

选穴 / 定位

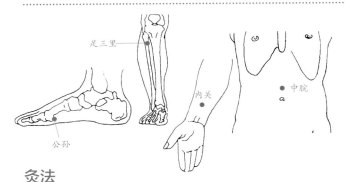

公孙穴： 在足内侧缘，第一跖骨（即足大趾后方与其相连的最长的一段骨头）基底前下方。

内关穴： 在前臂内侧，腕横纹上2寸，两骨之间凹陷处。

中脘穴： 在腹部，前正中线上，脐上4寸处。

足三里穴： 小腿前外侧，犊鼻穴下（膝盖骨下缘）3寸，距胫骨前缘约一横指处。

灸法

艾条雀啄灸，每穴皮肤10～15分钟，灸至穴位红润灼痛为度，每日1次，20次为1个疗程。

治疗原理

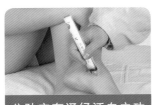

公孙穴有通经活血之功效，既可有效预防高脂血症的发生，还能起到降血脂的功效

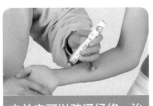

内关穴可以疏通经络，治疗心包经及前臂诸疾，是治疗高脂血症的常用穴位

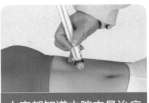

大家都知道中脘穴是治疗胃病的专家，实际上高脂血症它也能治

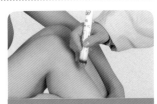

足三里穴能调理脾胃功能，减少痰液产生，是治疗高脂血症的重要穴位

第十节 痰湿型高脂血

痰湿型高脂血主要是由于情志不调，肝气犯脾，或脾胃本虚弱，或忧思伤脾，从而影响脾胃化生津液、运化水液的功能所致。其症状为：食少，不易饥饿，畏寒，形体偏胖；或易于倦怠，面色黯淡或苍白，口唇青紫或色淡，脘腹易胀满。舌淡，苔白滑或腻。

选穴 / 定位

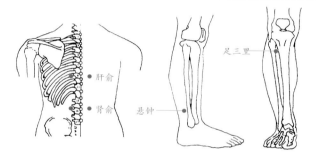

肝俞穴： 在背部，第九胸椎棘突下，两侧旁开1.5寸处。

肾俞穴： 在背部，第二腰椎棘突下，两侧旁开1.5寸处。

足三里穴： 小腿前外侧，犊鼻穴下（膝盖骨下缘）3寸，距胫骨前缘约一横指处。

悬钟穴： 外踝尖上3寸，腓骨后缘与肌腱之间凹陷处。

灸法

艾条雀啄灸，每穴10～15分钟，灸至穴位皮肤红润灼痛为度，每日1次，20次为1个疗程。

治疗原理

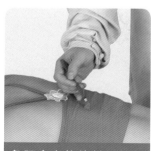

灸肝俞穴能补益肝经气血，气血充足方能运化有源

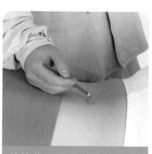

艾热作用于肾俞穴，通过对肾经气血的补益，使元气充足

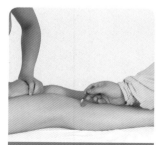

灸足三里穴能益气壮阳、健脾和胃、扶正培元

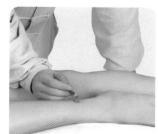

灸悬钟穴能加强脾胃生化血液的功能

▲艾灸上述穴位对肝肾亏虚型的高脂血症有很好的调节功能

第十一节 | 易惊型惊悸

易惊型惊悸是由于长期的劳心劳力，或惊恐易怒，或素体虚弱引起心脏气血亏虚、胆气虚、扰乱心神所致，属虚证。其症状为：劳心，则耗伤心脏气血，心脏不能供给充足血量给人体，则加速泵血，引起心跳加剧，心慌；心脉空虚，则神失所养，眠差而梦多，若运行不畅，则胸闷，呼吸气短；气虚，若汗失固摄，稍有活动则汗即出，若胆气虚，则魂不守舍，坐卧不安，不爱热闹，不愿闻及声响。舌淡，苔薄白。若会号脉，则能感觉到细数脉或弦脉的脉象。

选穴 / 定位

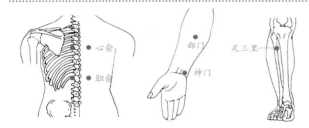

心俞穴： 在背部，第五胸椎棘突下，两侧旁开1.5寸处。

胆俞穴： 在背部，第十胸椎棘突下，两侧旁开1.5寸处。

郄门穴： 仰掌，微屈腕，在腕横纹上5寸处。

神门穴： 仰掌，在腕部腕掌侧横纹尺侧（内侧）端，尺侧腕屈肌的桡侧凹陷处。

足三里穴： 小腿前外侧，犊鼻穴下（膝盖骨下缘）3寸，距胫骨前缘约一横指处。

灸法

艾条温和灸，每穴20分钟，灸至皮肤灼热为度，每日1次，10次为1个疗程，缓解时或发作时都可以施灸。

治疗原理

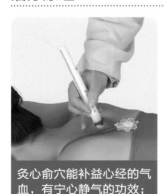

灸心俞穴能补益心经的气血，有宁心静气的功效；灸胆俞能补益胆经的气血

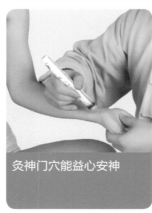

灸神门穴能益心安神

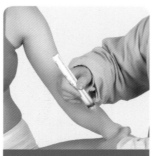

郄门穴为心包经郄穴，灸郄门穴能达到很好的宁心安神的作用

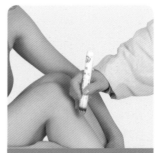

足三里穴可调理气血，对气血不足引起的惊悸有很好的调理效果

第十二节 | 心脾两虚型惊悸

心脾两虚型惊悸是由于长期的忧思不解，或素体虚弱，导致脾胃虚损，气血生化不足，心肌供血不足，则心跳加剧、心慌不安；心神失养，则失眠多梦；气虚，则稍有活动即乏力倦怠；气血虚，则面色无光泽，口唇色淡，若为女性，还会出现月经量少色淡；脾气虚，则食少，不易饥饿，食后时有腹胀，饮食稍有不慎，大便极易稀烂。舌淡红，苔白。若会号脉，则能感觉弱脉的脉象。

选穴 / 定位

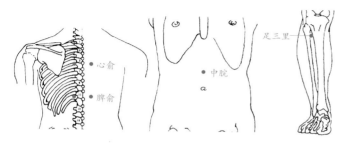

心俞穴：在背部，第五胸椎棘突下，两侧旁开1.5寸处。

脾俞穴：在背部，第十一胸椎棘突下，两侧旁开1.5寸处。

足三里穴：小腿前外侧，犊鼻穴下（膝盖骨下缘）3寸，距胫骨前缘约一横指处。

中脘穴：在腹部前正中线上，脐上4寸处。

灸法

艾炷无瘢痕灸，用黄豆大艾炷，每穴10壮，以皮肤有灼热感时为度，每日1次，10次为1个疗程，缓解时或发作时都可以施灸。亦可使用艾条温和灸，每穴20分钟，每日1次，10次为1个疗程。

治疗原理

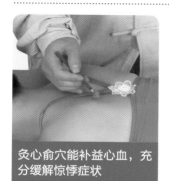

灸心俞穴能补益心血，充分缓解惊悸症状

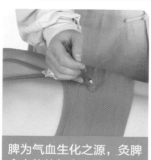

脾为气血生化之源，灸脾俞穴能使气血充足

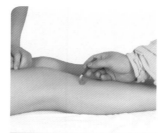

足三里穴是保健大穴，灸足三里穴能促进气血运行，增强正气，强壮身心

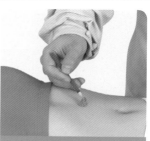

灸中脘穴能促进脾的健康运行

第十三节 | 阴虚型失眠

失眠，中医称之为"不寐"或"不得眠"，是指不能获得正常的睡眠的一类病症，主要表现为睡眠时间、深度的不足，轻者入睡困难，或寐而不酣，或时寐时醒，或醒后不能再寐，重则彻夜不寐。

失眠病因归纳起来有：思虑太过耗伤心血，肝郁化火以致扰动心神，饮食失当以致痰热上扰心神，劳倦伤脾以致气血生化无源，久病血虚，年老而精血亏虚。

病因虽多，但其病理总属阳盛阴衰，阴阳失交。一为阴虚不能纳阳，一为阳盛不得入于阴。而临床上虚证居多，实证为少，因此本篇介绍以虚证为主。

阴虚型失眠是由于肾阴虚，肾水不能上济心火所致，为虚证。其症状为：各种原因导致肾阴亏虚者，由于肾水不能制约心火，一方面会有肾阴亏虚症，如肾之窍，耳失濡养，发为耳鸣；脑为髓之海，发为头晕；肾的藏身之地，腰府失养，发为腰酸腰痛；肾阴不能制约肾阳，则阴液随阳外泄，出现盗汗，手脚心热，男性或有遗精、滑精；另一方面会有心火亢盛证，如心中烦躁，难以入睡，失眠，多梦。舌红，舌体尖小，少苔。若会号脉，可感觉到脉象细而数。

选穴 / 定位

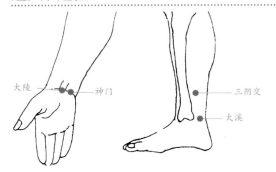

大陵 —— 神门

三阴交

太溪

神门穴： 仰掌，在腕部腕掌侧横纹尺侧（内侧）端，尺侧腕屈肌的桡侧凹陷处。

太溪穴： 足内侧，内踝后方，内踝尖与跟腱的凹陷处。

三阴交穴： 小腿内侧，足内踝尖上3寸，胫骨内侧后方。

大陵穴： 在前臂内侧腕横纹中点处，两条肌腱之间。

灸法

艾条温和灸，每次选用2~3穴，每穴15分钟，灸至皮肤局部红晕温热为度，每日1次，10次为1个疗程，精神紧张或身体劳累时可以灸1~2个疗程。

注意事项

➡ 有艾灸禁忌证的患者不能用艾灸进行治疗。

➡ 施灸时取穴要准确，灸穴不宜过多，火力要均匀，切忌乱灸、暴灸。

➡ 注意严格消毒，防止感染发生。

治疗原理

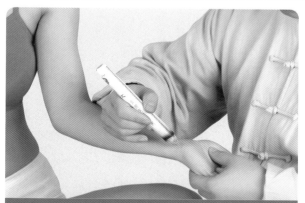

大陵穴是安眠的有效穴位，灸大陵穴有清心通络的作用

灸太溪穴有滋阴益肾之功

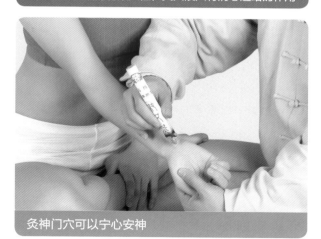

灸神门穴可以宁心安神

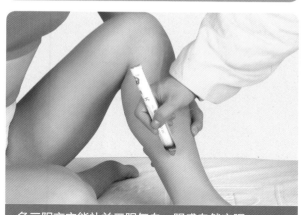

灸三阴交穴能补益三阴气血，阴盛自然安眠

温馨小贴士

艾灸时有"明火""暗火"之分，艾炷表现为明亮火红色，就是"明火"。明火表面温度高，距离皮肤距离要适当远些，此时的火力燥烈，灸感的渗透力较差。到了暗火时期，表面温度相对温和，距离皮肤可适当近些，这时的渗透力和灸疗效果也好。

第十四节 | 气血两虚型失眠

气血两虚型失眠是由于长期劳于忧思而耗伤心血，或劳于活动而耗气伤筋，或伤于脾胃，以致气血化生无源，导致心神失养，发为失眠，为虚证。其症状为：长期的劳思劳力导致心血不足，心神失于濡养，则入夜难于入睡，多梦易醒；心肌供血不足，则有心跳加剧，心慌不安；若脾胃虚弱，则有食少，神疲易倦怠，面色少华等。舌质淡红，苔薄白。

选穴 / 定位

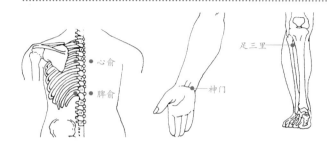

脾俞穴：在背部，第十一胸椎棘突下，两侧旁开1.5寸处。

心俞穴：在背部，第五胸椎棘突下，两侧旁开1.5寸处。

神门穴：仰掌，在腕部腕掌侧横纹尺侧（内侧）端，尺侧腕屈肌的桡侧凹陷处。

足三里穴：小腿前外侧，犊鼻穴下（膝盖骨下缘）3寸，距胫骨前缘约一横指处。

灸法

艾炷隔姜灸，用黄豆大小艾炷每穴5～7壮，至皮肤有灼热感时移除，每日或隔日1次，临睡前半小时施灸，10次为1个疗程。

治疗原理

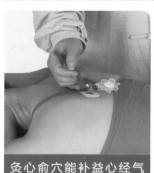

灸心俞穴能补益心经气血，补养心神

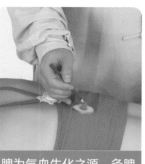

脾为气血生化之源，灸脾俞穴能补足一身气血

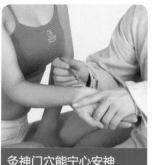

灸神门穴能宁心安神

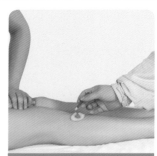

足三里穴是保健大穴，灸足三里穴能促进气血运行，增强正气，强壮身心

第十五节 | 心脾两虚型神经衰弱

神经衰弱是由某些精神因素引起，以内脏功能失调及高级神经活动障碍为主要表现的一类全身性疾病。中医无此病名，但其可见于中医的失眠、健忘、心悸、郁证、虚损、遗精等病症。临床表现为病程较长，涉及脏腑多，症状多而复杂，对生活、学习、工作造成很多不便。

心脾两虚型神经衰弱是由于长期的忧思，或长期的精神抑郁，或精神长期处于紧张状态，导致心脾两虚、气血不能运行、心血生化无源所致，为虚证。

其症状为：由于气血生化不足，以致头目失养，出现头晕头痛；心神失于濡养，则时有心跳加剧，心慌不安，失眠，睡眠较轻，多梦易惊醒；心脉运行不畅，则胸闷气短；脾胃虚弱，则口中无味，不思饮食，且疲倦易于乏力；肾主骨，能生髓，气血不足，则脑中髓海失养，记忆力减退。舌淡，苔薄白。若会号脉，则能感觉到细弱脉的脉象。

选穴 / 定位

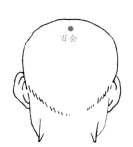
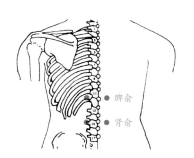
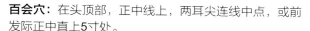
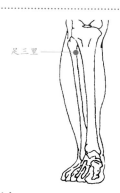
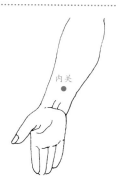

百会穴： 在头顶部，正中线上，两耳尖连线中点，或前发际正中直上5寸处。

脾俞穴： 在背部，第十一胸椎棘突下，两侧旁开1.5寸处。

肾俞穴： 在背部，第二腰椎棘突下，两侧旁开1.5寸处。

足三里穴： 小腿前外侧，犊鼻穴下（膝盖骨下缘）3寸，距胫骨前缘约一横指处。

内关穴： 在前臂内侧，腕横纹上2寸，两骨之间凹陷处。

灸法

艾条温和灸，每穴15分钟，灸至皮肤局部红晕温热为度，每日1次，10次为1个疗程，平时可经常施灸保健。

注意事项

➡ 大脑是使用频率最高，也是最容易疲劳的器官。长时间用脑，不注意休息，会引起脑涨、反应迟钝、思维能力下降等症状。

➡ 清淡饮食，忌食酸辣等刺激性及煎炸食物。

➡ 可配合内服中药或拔罐治疗。

治疗原理

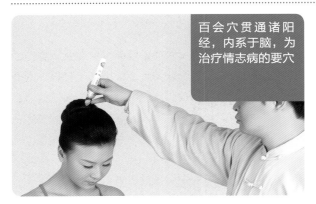

百会穴贯通诸阳经，内系于脑，为治疗情志病的要穴

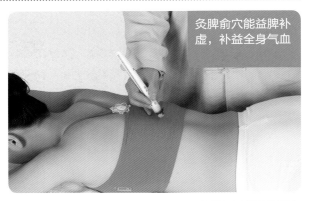

灸脾俞穴能益脾补虚，补益全身气血

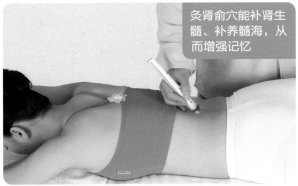

灸肾俞穴能补肾生髓、补养髓海，从而增强记忆

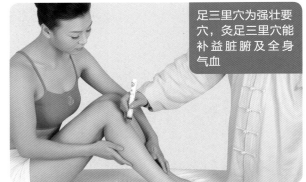

足三里穴为强壮要穴，灸足三里穴能补益脏腑及全身气血

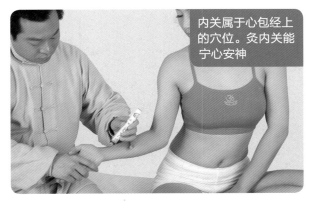

内关属于心包经上的穴位。灸内关能宁心安神

温馨小贴士

　　如果对艾烟难以忍受，在灸疗时，可以通过开窗通风加快烟的排放。不过要注意不要让风直接吹到病人，在空调房间施灸，靠近窗户并将窗略开，以加快烟的排除。而经营性场所，则可通过安装排烟机来解决艾烟排放的问题。

第十六节 | 阴虚阳亢型神经衰弱

　　阴虚阳亢型神经衰弱是由于精神高度紧张，易急躁易发怒，伤肝耗液，最终导致肝肾阴虚，或导致肝阳上亢所致，为虚热证。其症状为：气血随肝阳上冲头目，则有头痛脑涨、头晕目眩或脑窍有失清灵等症状，则容易健忘、神智混沌；肝主情志，肝阴不足，则性情失于柔和，易于发怒；肾阴不足，殃及心神，则失眠多梦；肾阴无以滋养耳窍、腰府、脑髓，则耳鸣、腰酸、健忘；肾中阴液随阳外泄，则可见遗精、滑精。舌红，苔薄或无苔。若会号脉，则能感觉到弦细数的脉象。

选穴 / 定位

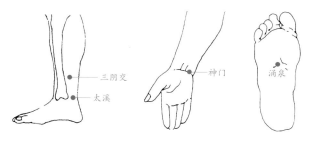

太溪穴：足内侧，内踝后方，内踝尖与跟腱的凹陷处。

三阴交穴：小腿内侧，足内踝尖上3寸，胫骨内侧后方。

神门穴：仰掌，在腕部掌侧横纹尺侧（内侧）端，尺侧腕屈肌的桡侧凹陷处。

涌泉穴：在足底部，卷足时前部凹陷处，约在足底第二、第三趾趾缝纹头端与足跟连线的前1/3与后2/3的交点上。

灸法

　　艾条温和灸，每穴15分钟，灸至皮肤局部红晕温热为度，每日1次，10次为1个疗程，平时可经常施灸保健。

治疗原理

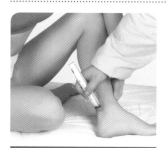

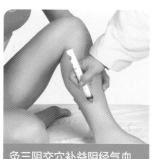

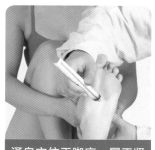

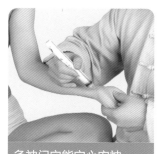

灸太溪穴能补元气

灸三阴交穴补益阴经气血，气血充足，心神方能得养

涌泉穴位于脚底，属于肾经上的穴位，能引火下行

灸神门穴能宁心安神

▲灸上述穴位能起到补益阴血、宁心安神的作用，对解决阴虚阳亢导致的神经衰弱有很好的功效

第十七节 | 肝阳上亢型头痛

肝阳上亢型头痛是由于性情急躁易怒，或易肝气郁结，导致肝火旺盛，肝阳上扰神明所致，为实证。其症状为：由于气血随肝阳上冲头目则有头掣痛，目赤或两目干涩，易迎风流泪，烦躁、容易发怒，面部有烘热，或兼有胁肋痛。另外，头痛有病在脏腑、阴阳、气血，也有病在经络。头痛发于头两侧或单侧，为少阳经头痛；发于前额，为阳明经头痛；发于后头项部，为太阳经头痛；发于巅顶，为厥阴经头痛。也有头痛不明位置的。口苦舌红，苔薄黄。若会号脉，则能感觉脉沉弦有力。

选穴 / 定位

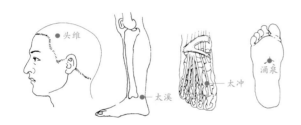

头维穴： 在头两侧发际里，位于发际点向上一指宽，嘴动时肌肉也会动之处，距前正中线4.5寸处。

太溪穴： 足内侧，内踝后方，内踝尖与跟腱的凹陷处。

太冲穴： 在足背侧，第一、第二跖骨间隙的后方凹陷处。

涌泉穴： 在足底部，卷足时前部凹陷处，足底第二、第三趾趾缝纹头端与足跟连线的前1/3与后2/3交点上。

灸法

艾条温和灸，每穴15分钟，灸至皮肤局部红晕温热为度，每日1次，10次为1个疗程，平时可保健施灸。

治疗原理

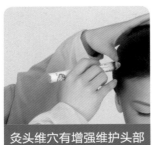

灸头维穴有增强维护头部及四肢之阳气的功效

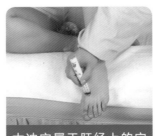

灸太溪穴能补益元气，维护气血的正常运行

太冲穴属于肝经上的穴位，灸太冲穴能平肝泄热，舒肝养血

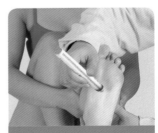

涌泉穴位于足底，属于肾经上的穴位，灸涌泉能引火归元

▲灸上述穴位对于肝阳上亢的头痛能达到标本兼治的功效

第十八节 | 气血虚损型头痛

气血虚损型头痛是由于气血虚损，清阳不能上扬所致，为虚证。其症状为：头隐痛伴有头晕，时发时止，劳累加重，气短乏力，面色淡白，可伴有心悸、食欲不振等症状。舌淡，苔薄；若会号脉，则能感觉出细弱的脉象。

选穴 / 定位

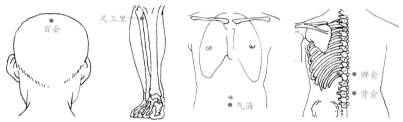

百会穴： 在头顶部，正中线上，两耳尖连线中点，或前发际正中直上5寸处。

足三里穴： 小腿前外侧，犊鼻穴下（膝盖骨下缘）3寸，距胫骨前缘约一横指处。

气海穴： 在腹部，前正中线上，脐下1.5寸处。

脾俞穴： 在背部，第十一胸椎棘突下，两侧旁开1.5寸处。

肾俞穴： 在背部，第二腰椎棘突下，两侧旁开1.5寸处。

灸法

艾条温和灸，每穴15分钟，灸至皮肤局部红晕温热为度，每日1次，10次为1个疗程，气血虚损头痛患者适宜平时保健施灸。

治疗原理

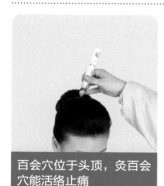

百会穴位于头顶，灸百会穴能活络止痛

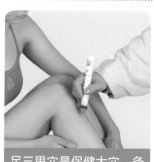

足三里穴是保健大穴，灸足三里穴能促进气血运行，增强正气，强壮身心

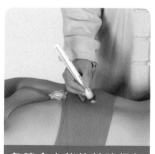

灸脾俞穴能补益脾经气血，并使气血生化有源；灸肾俞穴能补肾益气，元气得固，则气血有根

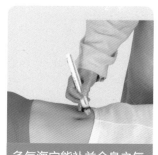

灸气海穴能补益全身之气

▲灸上述穴位，对气血虚损的头痛能起到预防保健与治疗作用

第十九节 | 虚证眩晕

"眩"即眼花或眼前发黑，"晕"是头晕或感觉自身或外界景物旋转，两者常同时并现，故统称为"眩晕"。轻者闭目可止，重者如坐车船，有旋转不定的感觉，不能站立，或伴有恶心、呕吐、出汗、面色苍白等症状，严重者可突然仆倒。

眩晕的发生，概括起来有：髓海不足而发病，气血亏虚、清窍失养，痰浊壅遏或化火上蒙脑窍。

虚证眩晕是由于病后气血亏虚，或脾胃虚弱，气血生化无源以致气血亏虚，不能滋养清阳上达神明所致，或由于年老体衰、肾精亏虚、髓海化生不足，以致清窍失养，为虚证。其症状为：眩晕，若气虚，则活动后加剧，遇劳累则发作，且动则出汗，或伴有神疲懒言、四肢乏力，血虚，面目唇甲失于濡养则面无光泽，面色苍白，唇甲淡白，心肌供血不足，则时有心跳快，睡眠质量差；或因肾精亏虚，腰府、耳目失养，出现腰酸腰痛、耳鸣、两目干涩、视力减退，或有手脚心热、入夜盗汗等症状。舌淡，苔薄白。若会号脉，则能感觉细弱的脉象 。

选穴 / 定位

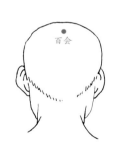 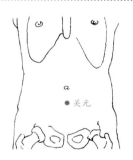 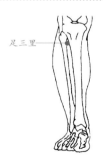 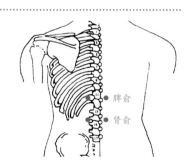

百会穴： 在头顶部，正中线上，两耳尖连线中点，或前发际正中直上5寸处。

关元穴： 在腹部，前正中线上，脐下3寸处。

脾俞穴： 在背部，第十一胸椎棘突下，两侧旁开1.5寸处。

肾俞穴： 在背部，第二腰椎棘突下，两侧旁开1.5寸处。

足三里穴： 小腿前外侧，犊鼻穴下（膝盖骨下缘）3寸，距胫骨前缘约一横指处。

灸法

百会穴用温和灸，余穴艾炷无瘢痕灸，可用小艾炷，每穴10壮，灸至皮肤局部灼热红晕，每日1次，10次为1个疗程，每次发病时皆可施灸，需长期坚持。

治疗原理

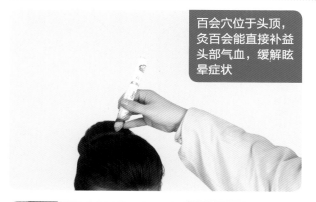

百会穴位于头顶，灸百会能直接补益头部气血，缓解眩晕症状

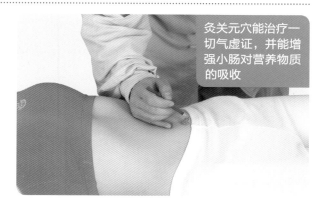

灸关元穴能治疗一切气虚证，并能增强小肠对营养物质的吸收

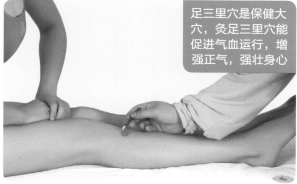

足三里穴是保健大穴，灸足三里穴能促进气血运行，增强正气，强壮身心

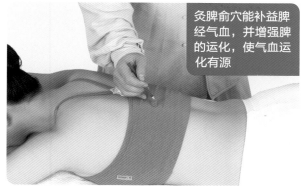

灸脾俞穴能补益脾经气血，并增强脾的运化，使气血运化有源

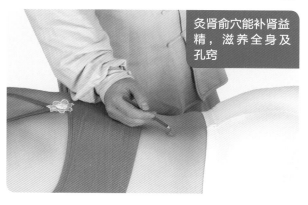

灸肾俞穴能补肾益精，滋养全身及孔窍

温馨小贴士

艾灸是一种纯天然，无副作用的养生保健方法，通过艾灸来防病治病，保健养生，没有季节的限制，只要需要随时都可以做，不影响日常生活和工作。至于有人说夏天阳气重，艾灸容易上火的观念，其实是不正确的。

078

第二十节 痰浊阻滞型眩晕

眩晕是临床上常见症状之一，它以头晕目眩为主要临床表现。轻者闭目即止，重者如坐舟车之状，视物旋转不定，不能站立，甚则仆倒。

中医学认为，眩晕论其病机不外风、火、痰、虚四个方面。痰浊阻滞型眩晕属于痰浊型眩晕的一种。

痰浊阻滞型眩晕是由于过食肥甘、嗜酒无度，一方面损伤脾胃，运化失职；另一方面痰浊膏脂随脾胃运化阻滞通道，以致清阳不能上扬，浊阴不能下降所

致，为实证。

其症状为：痰蒙清窍，则清气不升，浊气不降，脑窍一片混沌，故有视物旋转，自觉头重；痰浊积聚于胸则有胸闷，时有恶心感，呕吐痰涎；痰湿阻滞脾胃，则脾胃运化不能，口中浊气充斥，胃口差，不易饥饿，且多寐。舌淡，苔白腻。若会号脉，则能感觉到弦脉和滑脉的脉象。

选穴 / 定位

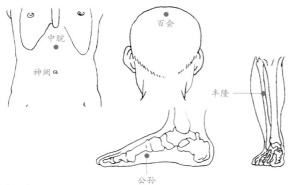

中脘穴： 在腹部，前正中线上，脐上4寸处。

神阙穴： 在腹部，前正中线上，肚脐凹陷处。

百会穴： 在头顶部，正中线上，两耳尖连线中点，或前正发际正中直上5寸处。

丰隆穴： 小腿前外侧，外踝尖向上8寸，距胫骨前缘2寸处。

公孙穴： 在足内侧缘，第一跖骨（即足大趾后方与其相连的最长的一段骨头）基底前下方。

灸法

艾炷隔姜灸，用黄豆大小艾炷施灸，每穴3～5壮，灸至皮肤局部红晕稍有辣感为度，每日或隔日1次，10次为1个疗程，每次发病时皆可施灸，需长期坚持。

注意事项

➡ 如患者有高血压，在施灸期间应在医师指导下服用降压药物。

➡ 保持充足睡眠时间，避免过度运动，禁房事。

➡ 保持心情舒畅，避免情绪失控。

➡ 饮食合理搭配，避免过咸，忌食酸辣等刺激性及煎炸食物。

治疗原理

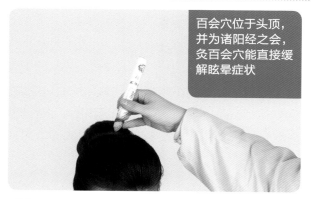

百会穴位于头顶，并为诸阳经之会，灸百会穴能直接缓解眩晕症状

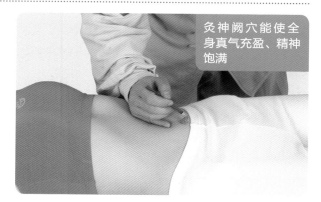

灸神阙穴能使全身真气充盈、精神饱满

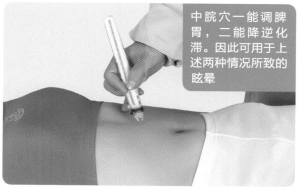

中脘穴一能调脾胃，二能降逆化滞。因此可用于上述两种情况所致的眩晕

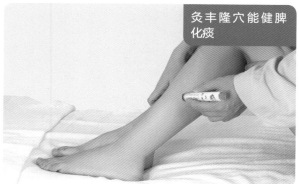

灸丰隆穴能健脾化痰

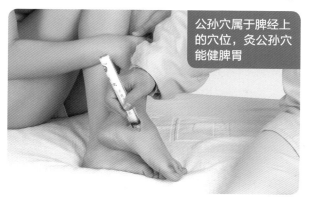

公孙穴属于脾经上的穴位，灸公孙穴能健脾胃

温馨小贴士

灸量是指灸疗对机体刺激的规模、程度、速度和水平等。它是灸治所致的刺激强度和刺激时间的乘积，取决于施灸的方式、灸炷的大小、壮数的多少、施灸时或施灸后刺激效应的时间等因素。掌握最佳灸量，有助于提高疗效，防止不良反应。

第二十一节 | 气郁型慢性胃炎

气郁型慢性胃炎是由于长期的精神因素导致气机或郁结、或散乱，肝又喜条达，主情志，所以肝脏首先受影响，肝能疏泄气机，胃气主降，二者相互配合，若肝气郁滞，则胃气机紊乱。其症状为：有长期的精神抑郁，易怒，或精神紧张，或忧思不解史，喜叹气，叹气后倍感舒适，症状常随情志变化而变化，肝气不条达，胃气无通路，阻滞胃脘，发为胃脘部胀痛，且肝经行走于两胁肋部，故痛连及两胁，疼痛攻撑走窜。舌红，苔薄白。若会号脉，则能感觉到弦脉的脉象。

选穴 / 定位

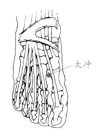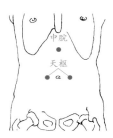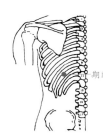

太冲穴： 在足背侧，第一、第二跖骨间隙的后方凹陷处。

天枢穴： 在腹部，肚脐两侧旁开2寸处。

中脘穴： 在腹部，前正中线上，脐上4寸处。

期门穴： 锁骨中点垂直向下第六肋间隙（即肋骨之间的凹陷）处，距前正中线4寸处。

灸法

艾条温和灸，每穴15分钟，灸至皮肤局部红晕温热为度，每日1次，情绪不稳定时施灸以预防，平时应长期坚持施灸保健。

治疗原理

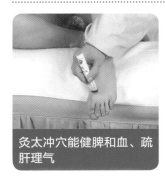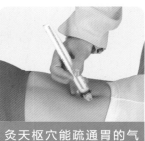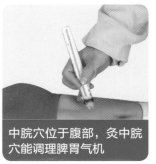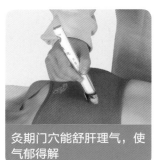

| 灸太冲穴能健脾和血、疏肝理气 | 灸天枢穴能疏通胃的气机，使气机通路畅顺 | 中脘穴位于腹部，灸中脘穴能调理脾胃气机 | 灸期门穴能舒肝理气，使气郁得解 |

▲灸上述穴位能调理肝脾气机，气机得运，则气滞得以缓解、消除

第二十二节 脾胃虚寒型慢性胃炎

脾胃虚寒型慢性胃炎是由于频繁地过食生冷，或长期服用寒凉药物，或素体阳虚，导致脾胃阳虚，为寒证。其症状为：胃中寒冷，则脉络凝滞不通，发为胃脘部隐痛，遇寒冷或饥饿时疼痛加剧，得温暖或进食后则缓解。喜温暖，喜按揉，或稍食生冷食物，即有腹泻、腹痛，或吐清水，伴有面色差，稍有活动即感疲惫，手脚冰凉，怕冷，食少便稀。舌淡，苔白。若会号脉，则会感觉到虚弱的脉象。

选穴 / 定位

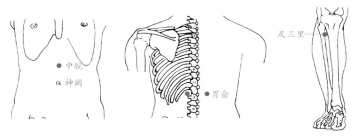

神阙穴： 在腹部，前正中线上，肚脐凹陷处。

中脘穴： 在腹部，前正中线上，脐上4寸处。

胃俞穴： 在背部，第十二胸椎棘突下，两侧旁开1.5寸处。

足三里穴： 小腿前外侧，犊鼻穴下（膝盖骨下缘）3寸，距胫骨前缘约一横指处。

灸法

神阙艾炷隔盐灸，用食盐填埋脐窝，再覆盖上2毫米厚的生姜片，上置艾炷施灸，每次7壮，灸至肚脐温热为度，其他穴温和灸，每穴10分钟，以局部皮肤红晕温热为度，每日1次，10次为1个疗程，2个疗程之间可以休息5~6天，需要长期坚持。

治疗原理

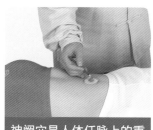

神阙穴是人体任脉上的重要穴位之一，灸神阙穴能够使人体真气充盈、精神饱满、体力充沛

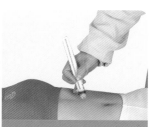

中脘穴位于腹部，灸中脘穴能直接解除胃部虚寒症状

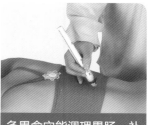

灸胃俞穴能调理胃肠、补益和中

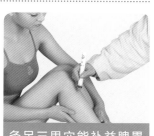

灸足三里穴能补益脾胃气血

第二十三节 | 中气下陷型胃下垂

发生胃下垂的根本原因在于患者中气不足，无力维持胃的正常位置，临床上多发生于体质虚弱者、体形瘦长者、慢性消耗疾病患者。现代女性为了身体苗条，长期节食减肥，必然导致脾胃功能下降，也成为胃下垂患者的一个特殊群体。

从气机运行方面来讲，由于脾胃虚损、中气下陷会影响脾的升提功能，而胃本主降，一升一降的平衡被打破，从而导致胃下垂。中气下陷型胃下垂为虚证，其症状为：中气不足，则无力维持胃的正常位置；另一方面气机降多于升，故患者会自觉腹部饱胀感、沉重感、压迫感；中气不足，则胃蠕动无力，殃及大肠排便功能，故常有便秘症状；气血化生无源，则面色萎黄，形体消瘦，神疲乏力，少气懒言，食欲不振；脘腹胀满不适，食后加重，平卧减轻。舌淡，苔薄白。若会号脉，则能感觉到虚弱的脉象。

选穴 / 定位

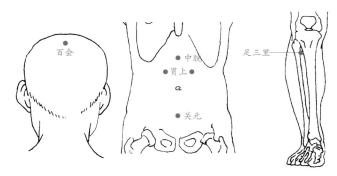

百会穴： 在头顶部，正中线上，两耳尖连线中点，或前发际正中直上5寸处。

胃上穴： 在腹部，前正中线上，脐上2寸，两侧旁开4寸处。

关元穴： 在腹部，前正中线上，脐下3寸处。

中脘穴： 在腹部，前正中线上，脐上4寸处。

足三里穴： 小腿前外侧，犊鼻穴下（膝盖骨下缘）3寸，距胫骨前缘约一横指处。

灸法

艾炷隔姜灸，用黄豆大小艾炷，每穴5～7壮，待其将要燃尽皮肤感觉有灼热感时移除，每日或隔日1次，以皮肤局部红晕温热为度，10次为1个疗程，需坚持多个疗程。

注意事项

➡ 饮食尽量清淡，忌食油腻、酸辣等刺激性及煎炸食物。
➡ 注意身体的调护，避寒保暖，加强锻炼，增强脾胃功能。
➡ 可配合中药内服及局部穴位推拿治疗。

治疗原理

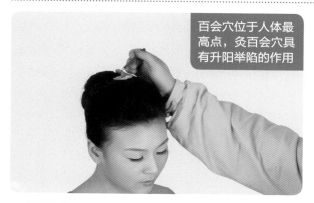

百会穴位于人体最高点，灸百会穴具有升阳举陷的作用

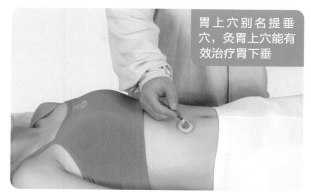

胃上穴别名提垂穴，灸胃上穴能有效治疗胃下垂

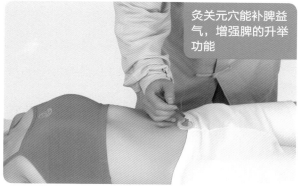

灸关元穴能补脾益气，增强脾的升举功能

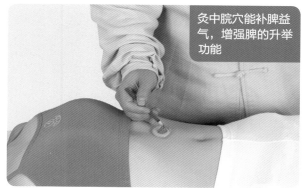

灸中脘穴能补脾益气，增强脾的升举功能

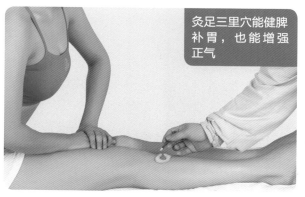

灸足三里穴能健脾补胃，也能增强正气

温馨小贴士

　　不少人在灸疗时，全身会微汗或者穴位处出汗，进而感到干渴。有些人由于施灸次数密集，会出现咽部干痒、咳嗽或者有燥热感等类似上火的现象，咽部干痒是身体需要补充水分的信号，很可能是灸法加速了体内浊水外排导致的，所以在施灸前后，最好喝一杯温水，补充身体水分，防治干渴情况产生。

▲灸上述穴位能补益中气，增强脾的升举功能，从根本上治疗中气下陷型胃下垂

第二十四节 脾胃不和型胃下垂

脾是一个容易受伤的脏器，饥饱不均，寒热太过，用药不慎，都会伤及脾脏，脾气主升，胃气主降，伤脾，则气机不升，偏于下降，可能导致胃下垂的发生。其症状为：气机偏于下降，则患者自觉胃脘部胀闷感、下沉感、压迫感。脾气虚，经胃化生的精微物质难以经脾转输，阻滞中焦，成痰湿，则恶心呕吐，阻滞中焦气机，则嗳气，精微物质随大肠排出，则时有便质稀薄。舌淡红，苔白或厚。若会号脉，则能感觉到缓脉的脉象。

选穴 / 定位

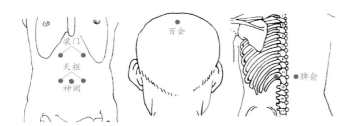

神阙穴： 在腹部，前正中线上，肚脐凹陷处。

天枢穴： 在腹部，肚脐两侧旁开2寸处。

百会穴： 在头顶部，正中线上，两耳尖连线中点，或前发际正中直上5寸处。

梁门穴： 在上腹部，脐上4寸，距前中线2寸处。

脾俞穴： 在背部，第十一胸椎棘突下，两侧旁开1.5寸处。

灸法

神阙穴艾炷隔盐灸，用食盐填埋脐窝，再覆盖2毫米厚的生姜片，上置艾炷施灸，每次15～30壮。其他穴温和灸，每穴10分钟，以皮肤局部红晕温热为度，每日1次，10次为1个疗程，灸至腹胀、便溏等症状消失以后巩固5～7次。

治疗原理

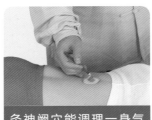

灸神阙穴能调理一身气血；灸天枢穴能调中和胃、理气健脾

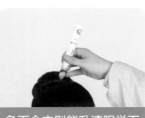

灸百会穴则能升清阳举下陷，又能温阳以暖下元

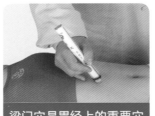

梁门穴是胃经上的重要穴位，灸梁门穴能调理胃经经气

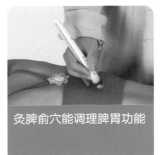

灸脾俞穴能调理脾胃功能

▲灸上述穴位能调理脾胃气机，脾胃气机调和，则脾胃不和型胃下垂自然得解

第二十五节 | 湿热壅滞型腹痛

腹中有肝、胆、脾、肾、大小肠、膀胱、胞宫等脏腑，也是足三阴、足少阳、手足阳明、冲、任、带等经脉循行之处，任何一脏或一经失调，即可引发腹痛。虽然腹痛的病因很多，但最常见的多因外感风寒，邪入腹中，凝滞经脉，不通则痛；或暴饮暴食，脾胃运化无权，阻滞中焦气机，不通则痛；或过食生冷，进食不洁，寒凝经脉，不通则痛；或脾胃阳气虚弱，气血产生不足，经脉脏腑失其温养，不荣则痛所致。

艾灸可以缓解治疗腹痛，如果是长期反复性的疼痛，则需到医院检查确诊后再对症施治。湿热壅滞型腹痛为热证、实证，其发生或由于过食肥甘厚腻或辛辣食物，滋生湿热，蕴结胃肠；或本属湿热体质，湿热又流注下焦，发为腹痛。其症状为：胃肠湿热较甚，则大便不通，腹部气机不通，则腹部胀痛，拒按，大便秘结，若湿热较轻，或有泻后不爽，味臭，妇女白带色黄、质稠、有异味，小便黄而热，脚气瘙痒，或伴有胸闷不舒，烦渴欲饮。舌红，苔黄燥或黄腻。若会号脉，则能感觉到滑数的脉象。

选穴 / 定位

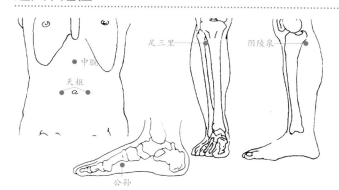

中脘穴： 在腹部，前正中线上，脐上4寸处。

天枢穴： 在腹部，肚脐两侧旁开2寸处。

足三里穴： 小腿前外侧，犊鼻下（膝盖骨下缘）3寸，距胫骨前缘约一横指。

阴陵泉穴： 在小腿内侧，胫骨内侧髁后下方凹陷处（从踝关节后方，沿骨的边缘向上推行至尽头处即是穴位）。

公孙穴： 在足内侧缘，第一跖骨（即足大趾后方与其相连的最长的一段骨头）基底前下方。

灸法

艾条回旋灸，每穴10~15分钟，以皮肤局部红晕温热为度，每日1次，诸症消失后巩固灸2~3次。

注意事项

➡ 每次用餐后可平躺一下，以减轻胃部周围组织的负担，有利于维持治疗效果。

➡ 配合内服补中益气的中药或食物，改善局部器官的功能。

➡ 年轻妇女腹痛应积极查找病因，以避免宫外孕所造成大出血而危及生命。

治疗原理

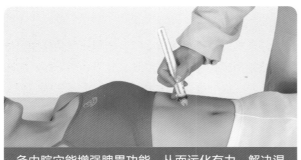

灸中脘穴能增强脾胃功能，从而运化有力，解决湿热壅滞

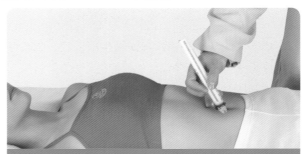

天枢穴位于腹部，灸天枢穴能让热量直达病所，缓解腹痛症状

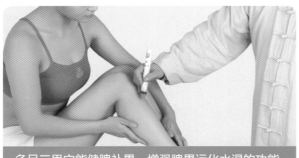

灸足三里穴能健脾补胃，增强脾胃运化水湿的功能

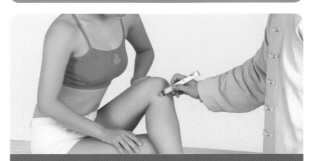

阴陵泉穴是脾经的合穴，灸阴陵泉穴可以起到健脾除湿的作用

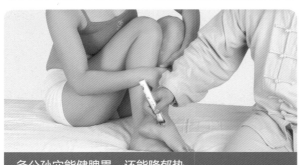

灸公孙穴能健脾胃，还能降郁热

温馨小贴士

古人在施灸前很强调"神定"。神定是一种精神状态。神不定，则气机易逆乱，会影响疗效，甚至还会产生胸闷、气寒等症状。所以"神定"是施灸的一个重要前提，而暴雨、打雷、闪电的天气，以及醉酒、大怒、大惊等情绪，都会影响"神定"，应尽量避免。

▲灸上述穴位能共奏化湿除热之功效，解决因湿热壅滞而导致的腹痛

第二十六节 虚寒型腹痛

虚寒型腹痛多由于恣意饮食生冷食物，脾阳受损，或长期服用寒凉药物，伤及脾阳，或素体脾阳亏虚，虚寒从中而生，发为腹痛，为虚证、寒证。其症状为：腹中虚寒，虽凝滞经脉，却不致完全阻塞，故痛而绵绵，时作时止，喜热恶冷；痛时用手按压，气血供给增加，则倍感舒适；饥饿时及劳累后，本已收缩的经脉再加气血不足、营养不良，必然导致腹痛加重，得休息后减轻；脾胃虚寒，则气血化生无源，神失所养则精神疲倦；肌肉筋脉失养则四肢乏力；中阳不足，不能抵御外寒则怕冷；宗气化生不足则气短，不想说话；脾司味觉，脾虚则食欲差；气血虚，面目失养则面色无华；津液不能由脾转输随大肠排泄，则大便质稀薄。舌淡，苔薄白。若会号脉，则能感觉到沉细的脉象。

选穴 / 定位

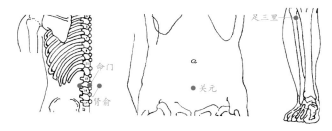

命门穴： 在腰部，后正中线上第二腰椎棘突（隆起的骨）下凹陷处。

关元穴： 在腹部，前正中线上，脐下3寸处。

足三里穴： 小腿前外侧，犊鼻穴下（膝盖骨下缘）3寸，距胫骨前缘约一横指处。

肾俞穴： 在背部，第二腰椎棘突下，两侧旁开1.5寸处。

灸法

艾炷无瘢痕灸，采用黄豆大艾炷，每穴10壮，灸至皮肤局部红晕灼热，每日1次，10次为1个疗程，亦可不拘时施灸，以腹痛症状消失为度。

治疗原理

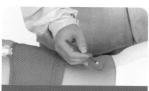

命门穴属于督脉，灸命门穴能温肾壮阳

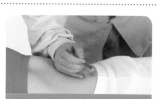

灸关元穴及附近部位能直接将艾绒燃烧的热量传至腹部，缓解腹痛症状

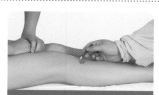

灸足三里穴促进气血运行，起到温中散寒的作用，并能健脾补胃

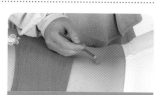

灸肾俞穴能温补肾经气血，从而解决虚寒问题

第二十七节 | 寒湿泄泻

　　泄泻是以排便次数增多，粪便稀薄，甚至泻出如水样的大便为主。本证包含了现代医学的急、慢性肠炎，消化不良，胃肠型感冒，胃肠神经功能紊乱等疾病。其病理因素主要是湿，主病之脏主要在脾。多由脾胃运化功能失职，湿邪内盛所致。

　　寒湿泄泻是我国北方寒冷季节的一种多发病。轻者，因食欲大减产生严重的水泻；重者，因食欲废绝、排粪失禁引起脱水而死亡。寒湿泄泻是由于外感寒湿之邪，或误食不洁食物，或恣食生冷食物，或服用过于寒凉的药物，或久病脾阳受伤，导致脾虚湿盛，发生泄泻，为寒证。

　　其症状为：寒湿较盛，则泻下清稀，甚至如水样的大便；湿邪阻滞肠胃气机，则或伴有腹痛肠鸣；若脾胃偏于虚弱，则或伴有食少，易于倦怠，稍有活动即感劳累，月经量少色淡；若脾胃偏于阳虚，则或有手足不温，怕冷，腹部喜暖、喜按，食物或未经消化即排出；若由外感寒湿之邪，邪气由表入里，正邪交争，则恶寒发热，寒凝经脉，则头痛，肢体酸痛，鼻塞。舌淡红，苔薄白。若会号脉，则能感觉到浮脉的脉象。

选穴 / 定位

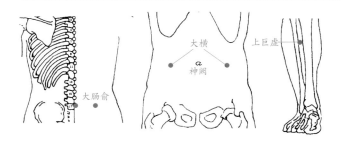

大肠俞穴：在背部，第四腰椎棘突下，两侧旁开1.5寸处。

神阙穴：在腹部，前正中线上，肚脐凹陷处。

上巨虚穴：小腿前外侧，犊鼻穴下（膝盖骨下缘）6寸，距胫骨前缘约一横指，即足三里下3寸处。

大横穴：在腹部，肚脐两侧旁开4寸处。

灸法

　　神阙穴隔姜灸，其余穴位艾炷无瘢痕灸，用半截橄榄大的艾炷，每穴5~7壮，待其将要燃尽皮肤有灼热感时移除，以局部皮肤红晕温热为度，每日或隔日1次，灸至泄泻症状消失后再巩固2~3次。

注意事项

→ 若施灸后泄泻不能控制，水分丢失多，应及时前往医院治疗，防止体内电解质紊乱。

→ 施灸期间注意保暖，避风寒，防止风寒内侵加重病情。

→ 饮食尽量清淡，忌食酸辣等刺激性及煎炸食物。

治疗原理

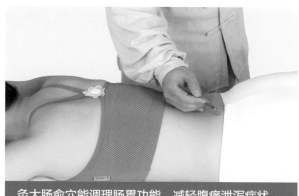

灸大肠俞穴能调理肠胃功能，减轻腹痛泄泻症状

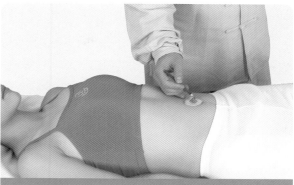

神阙穴位于肚脐正中，灸神阙穴对腹痛肠鸣有很好的缓解作用，且能补益气血

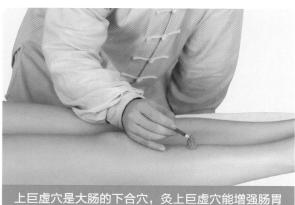

上巨虚穴是大肠的下合穴，灸上巨虚穴能增强肠胃功能，还能利水除湿

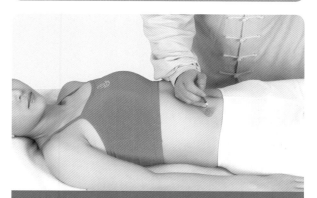

大横穴位于腹部，是足太阴脾经、阴维的交会穴，灸大横穴对泄泻、腹痛有很好的效果

▲灸上述穴位能充分发挥除寒祛湿的功效，对寒虚泄泻有很好的治疗功效

温馨小贴士

　　用艾灸做保健养生是比较灵活的，可根据自己的实际情况和舒适度选择艾灸时间。一般情况下，用艾条灸的时间可以短些，用艾灸器和艾灸罐因为比较温和，灸的时间可以稍长。

第二十八节 | 湿热泄泻

湿热泄泻是由于外感暑热之邪，或恣食肥甘辛辣以致湿热内蕴，脾胃运化失常，为热证。

其症状为：若热邪甚于湿邪，则腹痛即泻，泻下急迫，势如水注，湿热之邪相对较弱，则或泻后不爽，粪色黄褐而有恶臭；热在下焦，小肠湿热，则小便短赤；大肠湿热，则肛门灼热；若同时有热势向上蔓延，则或伴有烦热口渴。舌红，苔黄腻。若会号脉，则能感觉到滑数或濡数的脉象。

选穴 / 定位

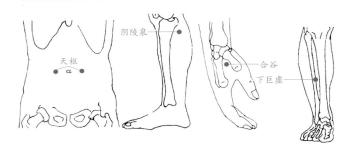

天枢穴： 在腹部，肚脐两侧旁开2寸处。

合谷穴： 即通常所说的虎口，并拢拇指时肌肉隆起处。

阴陵泉穴： 在小腿内侧，胫骨内侧髁后下方凹陷处（从踝关节后方，沿骨的边缘向上推行至尽头处即是穴位）。

下巨虚穴： 小腿前外侧，犊鼻穴下（膝盖骨下缘）9寸，距胫骨前缘约一横指，即足三里下6寸处。

灸法

艾条回旋灸，每穴10～15分钟，以局部皮肤红晕温热为度，每日1次，灸至泄泻症状消失后再巩固2～3次。

治疗原理

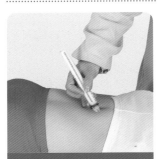
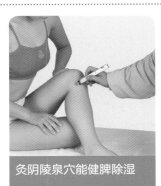
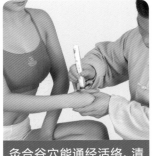
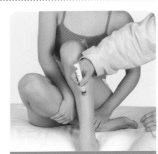

天枢穴位于腹部，灸天枢能够调中和胃、理气健脾，增强脾胃的运化水湿功能

灸阴陵泉穴能健脾除湿

灸合谷穴能通经活络、清热止痛

灸下巨虚穴能调肠胃、通经络、泻胃肠热

▲灸上述穴位可以祛湿除热，对湿热泄泻有很好的功效

第二十九节 | 胃热炽盛型糖尿病

糖尿病是以多饮、多食、多尿、乏力、消瘦，或尿有甜味为主要临床表现的一种疾病。现代医学认为糖尿病是一种机体内胰岛素分泌相对或绝对不足，引起糖、脂肪及蛋白质代谢功能紊乱的内分泌代谢疾病，早期可无症状。其病因较为复杂，归纳起来主要有：先天禀赋不足，而阴虚体质最易发病，或长期过食辛辣香燥，积热化燥伤阴，或气郁化火消灼阴液，或劳欲过度，精亏而虚火生，水因火烈而益干，发为消渴。其病机主要在于阴亏，而燥热偏盛，阴虚为本，燥热为标。

消渴病位在肺、胃、肾，而根据其程度的轻重不同，有上、中、下三消之分，及肺燥、胃热、肾虚之

别，通常上消肺燥、多饮症状突出，且病情隐蔽，少有人发觉，故本病着重介绍中消胃热炽盛型和下消肾阴亏虚型的症状及艾灸方法。

患者体质本属阴虚质，如果又过食辛辣香燥食物，则会耗损津液，成阴虚燥热之证，胃热炽盛型糖尿病，为热证。其症状为：由于胃热亢盛，则能食易饥，饭量大增，多食不知饱，伴有口渴欲饮；肺不布津，则尿频量多；肠中燥热，则大便干燥；阴亏，手足末节失于濡养，则手足心热；若患者伴有脾气亏虚，则或有能食与大便溏薄共现，或有饮食减少，神疲易倦怠。舌红，苔黄厚。若会号脉，则能感觉到脉滑实有力。

选穴 / 定位

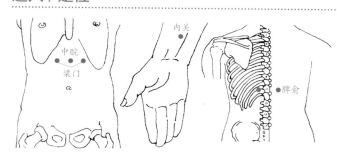

梁门穴：在上腹部，脐上4寸，居前中线两侧2寸处。

中脘穴：在腹部，前正中线上，脐上4寸处。

内关穴：在前臂内侧，腕横纹上2寸，两骨之间凹陷处。

脾俞穴：在背部，第十一胸椎棘突下，两侧旁开1.5寸处。

灸法

艾条回旋灸，每穴15分钟，灸至局部皮肤红晕温热为度，每日1次，10次为1个疗程，疗程之间可休息，平时可以间隔1～2天施灸1次，应长期坚持。

注意事项

➔ 坚持治疗，注意调养，需配合中西药治疗，降糖药物须在医师指导下服用。

➔ 饮食尽量清淡，可以适当增加淀粉类食物，但每日不得超过 60 克。

治疗原理

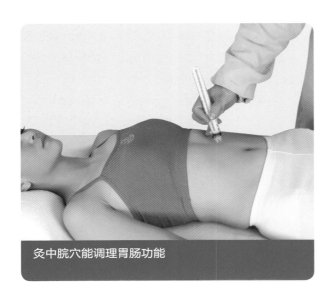

灸中脘穴能调理胃肠功能

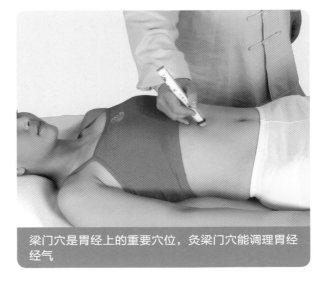

梁门穴是胃经上的重要穴位，灸梁门穴能调理胃经经气

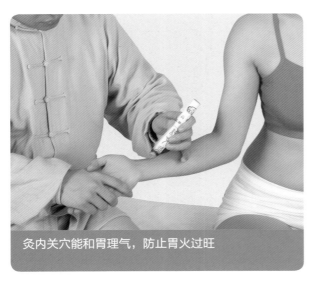

灸内关穴能和胃理气，防止胃火过旺

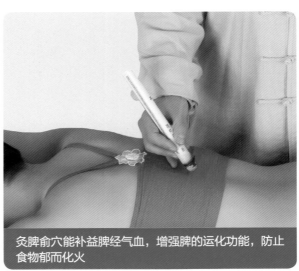

灸脾俞穴能补益脾经气血，增强脾的运化功能，防止食物郁而化火

▲灸上述穴位能起到清胃热、调脾胃的功效，能有效缓解消除胃热炽盛糖尿病的各种症状

第三十节　肾脏亏虚型糖尿病

肾脏亏虚型糖尿病是由于患者本属阴虚体质，又兼劳欲过度，或长期熬夜等耗伤肾阴，虚火内生，水因火烈而益干，最终导致肾虚、肺燥、胃热俱现。肾脏亏虚型糖尿病为虚证，其症状为：肾气亏虚，津液摄纳无权，则所饮之水和体内固有津液流失，故尿频量多，多饮多尿，甚则饮多少水，就排出多少尿液；津亏燥热，口舌失于濡养，则口干欲饮；食入水谷所化精微都随尿液排出，机体营养不足，故形体消瘦；肾阴亏虚，则伴有五心烦热，脑髓、耳窍、头目失于濡养则头晕耳鸣，腰膝酸软；心火与肾水不相调和则心火亢盛，发为失眠；阴液随阳气外泄，则入夜盗汗。舌红，苔少。若会号脉，则能感觉到细数的脉象。

选穴 / 定位

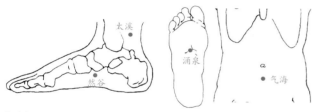

太溪穴：足内侧，内踝后方，内踝尖与跟腱的凹陷处。

气海穴：在腹部，前正中线上，脐下1.5寸处。

涌泉穴：在足底部，卷足时前部凹陷处，足底第二、第三趾趾缝头端与足跟连线的前1/3与后2/3交点上。

然谷穴：在足内侧缘，足舟骨粗隆下方，赤白肉际处（即足深色皮肤与足底浅色皮肤交界处）。

灸法

艾条温和灸，每穴10～15分钟，灸至局部皮肤红晕温热为度。每日1次，10次为1个疗程，疗程之间可休息，平时可以间隔1～2天施灸1次，应长期坚持。

治疗原理

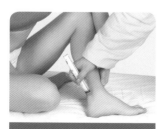

灸太溪穴能益气壮阳、滋阴益肾

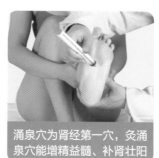

涌泉穴为肾经第一穴，灸涌泉穴能增精益髓、补肾壮阳

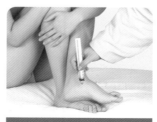

然谷穴属肾经上的穴位，灸然谷穴补阴益气、固肾，清热利湿

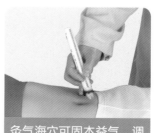

灸气海穴可固本益气、调补冲任

▲灸上述穴位能益肾、强精，能很好改善肾脏亏虚型糖尿病的各种症状

第三十一节 | 肺脾气虚型自汗、盗汗

自汗、盗汗是指全身或局部汗出异常，较正常量多。醒时汗出过多称为"自汗"；睡时汗出，醒后汗止称为"盗汗"。其病因是由于阴阳失调、腠理不固，导致汗液外泄。用艾灸可以对人体阴阳进行调节，从而从根本上解决自汗、盗汗的问题。自汗、盗汗常见的有肺脾气虚型和阴虚火旺型两种。

肺脾气虚型自汗、盗汗属虚证，是由于患者素体虚弱，或病后体虚，或久病咳喘伤及肺气，肺气不足，则肌表虚而不固，腠理开泄而致自汗。

其症状为：肺气虚，腠理不固，故患者多易于感冒，稍有劳动则汗出尤甚，或半身或某一局部；肺主气能司呼吸，肺气虚，则呼吸气短，动则喘息；脾气亏虚，则味觉不灵，口淡无味，故食少，气血化生不足，则易于乏力，四肢倦怠。舌淡白。若会号脉，则能感觉到细弱的脉象。

选穴 / 定位

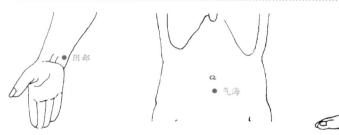

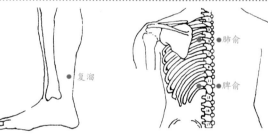

阴郄穴： 在前臂掌侧，尺侧腕屈肌肌腱的桡侧缘，腕横纹上0.5寸处。

气海穴： 在腹部，前正中线上，脐下1.5寸处。

复溜穴： 小腿内侧，内踝与其后方的跟腱之间的凹陷，再向上2寸处。

肺俞穴： 在背部，第三胸椎棘突下，两侧旁开1.5寸处。

脾俞穴： 在背部，第十一胸椎棘突下，两侧旁开1.5寸处。

灸法

艾条温和灸，每穴15分钟，灸至局部皮肤红晕温热为度，每日1次，10次为1个疗程，自汗、盗汗停止后可巩固1个疗程。

注意事项

➡ 保持充足睡眠，适度运动，避免过度劳累。

➡ 合理膳食，多食富含蛋白质的食物，忌食酸辣等刺激性及煎炸食物。

➡ 可配合服用益气固表（党参、淮山等）、滋阴降火（知母、生地等）的中药内服，以提高疗效。

治疗原理

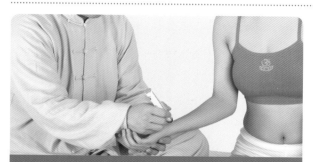

阴郄穴属于心经穴位，中医认为汗为心之液，灸阴郄穴能起到益心敛汗的作用

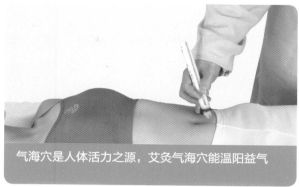

气海穴是人体活力之源，艾灸气海穴能温阳益气

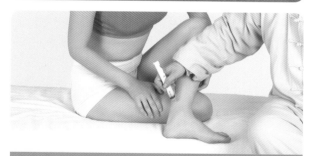

复溜穴是治疗各种汗证的通用穴位，灸复溜穴能滋阴养血而敛汗

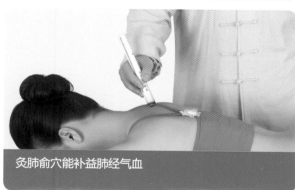

灸肺俞穴能补益肺经气血

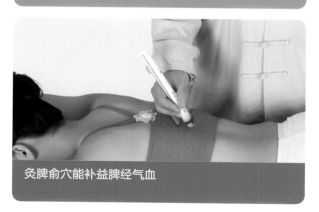

灸脾俞穴能补益脾经气血

温馨小贴士

艾灸疗法的效果好坏和取穴的精准程度有很大的关系，所以我们在艾灸时要特别重视选穴、取穴。为了防止在施灸时出现差错，在施灸前，我们可以先用钢笔或者墨笔在所需要施灸的穴位做记号，再下炷施灸，这种方法又叫"点穴"。

▲灸上述穴位能表里兼顾，解决脾肺气虚的自汗盗汗现象

第三十二节 | 阴虚火旺型自汗、盗汗

阴虚火旺型自汗、盗汗是由于思虑烦劳过度，耗伤心脾，以致血不养心，心不能收敛营阴，则汗液外泄；或由于嗜食辛辣，或素体阴虚内热，蒸津外出。阴虚火旺型自汗、盗汗属虚证。

其症状为：阴虚阳盛，则夜晚入睡时，阳不入阴，阳气携津外泄，故以盗汗为主，睡着时汗出，醒后汗即止；或有心血不足，心神失养，可伴有心悸，失眠多梦，烦躁；或有肾阴不足，腰府失养，则腰膝酸软，手足心热而汗出；阴虚火旺，机体失于濡润，则口干舌燥，大便干结或便秘。舌红。若会号脉，则能感觉到弦细数的脉象。

选穴 / 定位

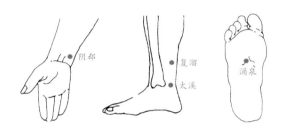

复溜穴： 小腿内侧，内踝与其后方的跟腱之间的凹陷，再向上2寸处。

阴郄穴： 在前臂掌侧。尺侧腕屈肌肌腱的桡侧缘，腕横纹上0.5寸处。

涌泉穴： 在足底部，卷足时前部凹陷处，足底第二、第三趾趾缝头端与足跟连线的前1/3与后2/3交点处。

太溪穴： 足内侧，内踝后方，内踝尖与跟腱的凹陷处。

灸法

艾条温和灸，每穴10分钟，灸至局部皮肤红晕温热为度，最好在每日临睡前1次，10次为1个疗程，病愈后巩固灸5~6次。

治疗原理

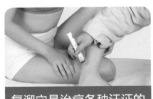
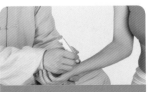
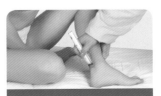
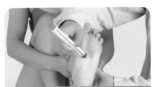

复溜穴是治疗各种汗证的通用穴位，灸复溜穴能滋阴养血而敛汗

阴郄穴属于心经穴位，中医认为汗为心之液，灸阴郄穴能起到益心敛汗的作用

灸太溪穴能益气壮阳、滋阴益肾

涌泉穴为肾经第一穴，灸涌泉穴能增精益髓、补肾壮阳，并能引火归元

▲灸上述穴位能滋阴降火，能有效解决阴虚火旺型的自汗、盗汗现象

第三十三节 | 饮食不节型肥胖症

人体的身高和体重之间有一定的比例。正常成人身高与体重的关系为：男性体重（千克）=身高(厘米)-105/女性体重（千克）=身高(厘米)-100。如果脂肪增多，体重增加，超过标准体重20%时，就被称为肥胖症。

肥胖的发生主要有四个方面的原因：年龄、饮食、运动、体质。但这四因之中，饮食在其他三种因素中又扮演着重要的角色，故本书将肥胖分为饮食不节型和痰湿阻滞型。

饮食不节型肥胖的发生，一是由于40岁以后，人体的各位机能衰退，脾的运化功能减退，又过食肥甘，化痰湿壅结体内，形成肥胖；二是由于过食肥甘，水谷精微在人体内堆积成膏脂，形成肥胖，属热证、实证。

症状为：平素嗜食肥甘厚味，体形呈全身性肥胖，按之结实，食欲亢进，面色红润，或有畏热多汗，小便黄，大便秘结，或身体无其他不适症状。舌红，苔黄厚或腻。若会号脉，则能感觉到沉滑有力的脉象。

选穴 / 定位

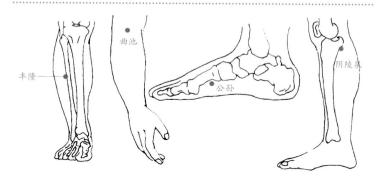

丰隆穴：小腿前外侧，外踝尖向上数8寸，距胫骨前缘2寸处。

曲池穴：屈肘，肘的横纹外侧端（拇指一侧），肱骨外上髁内缘凹陷处。

公孙穴：在足内侧缘，第一跖骨（即足大趾后方与其相连的最长一段骨头）基底前下方。

阴陵泉穴：在小腿内侧，胫骨内侧髁后下方凹陷处（从踝关节后方，沿骨的边缘向上推行至尽头处即是穴位）。

灸法

艾条温和灸，每穴15分钟，灸至局部皮肤红晕温热为度，每日1次，10次为1个疗程，2个疗程之间休息10天，可根据体重变化调整疗程数，需长期坚持施灸。

注意事项

➡ 饮食上尽量清淡，少食油腻味重的食物及甜食、零食，忌吃夜宵。

➡ 坚持锻炼，加快体内油脂的代谢，增强脾胃功能。

治疗原理

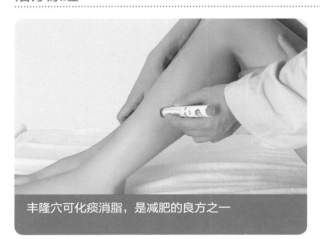

丰隆穴可化痰消脂，是减肥的良方之一

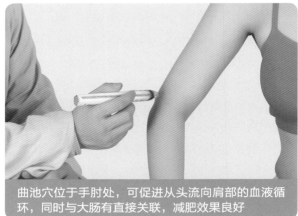

曲池穴位于手肘处，可促进从头流向肩部的血液循环，同时与大肠有直接关联，减肥效果良好

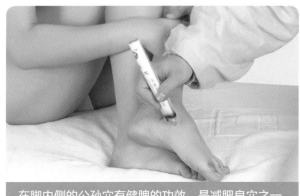

在脚内侧的公孙穴有健脾的功效，是减肥良穴之一

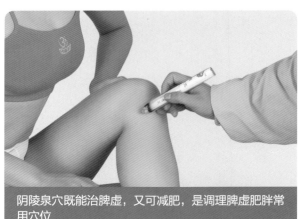

阴陵泉穴既能治脾虚，又可减肥，是调理脾虚肥胖常用穴位

▲灸上述穴位，能燥湿健脾，降除郁热，对饮食不节、脾胃积热型肥胖有良好的改善作用

温馨小贴士

　　施灸时要注意思想集中，不要分散注意力，以免艾炷移位或者艾条移动，不在穴位上，容易灼伤皮肉影响效果，浪费时间。对于养生保健灸，千万不能只有三分钟热度，要持之以恒，长期坚持，偶尔灸是不能达到预期效果的。

第三十四节　痰湿内阻型肥胖症

　　痰湿内阻型肥胖是由于缺乏运动，脾胃呆滞，以致运化失衡；或由于饮食不节，损伤脾胃，导致精微不布，水湿不化，痰湿内生，形成肥胖，属于虚证。其症状为：体胖以面颊部为甚，脾胃气虚，气血化源不足，肌肉筋脉失养，故肌肉松弛，神疲乏力；脾司味觉，脾虚，则食欲不振；痰湿阻滞中焦，或有恶心呕吐；痰湿阻滞上焦，或有胸胁、腹部胀闷不适；或有阳气虚衰，肾阳不能化水湿为气，水湿泛滥，或见全身水肿；水湿停聚，则小便量少；或身体无异常表现。舌淡，苔白腻。若会号脉，则能感觉到细滑的脉象。

选穴 / 定位

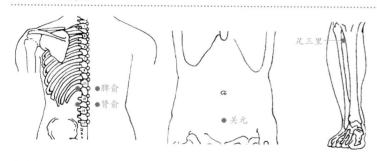

脾俞穴： 在背部，第十一胸椎棘突下，两侧旁开1.5寸处。

肾俞穴： 在背部，第二腰椎棘突下，两侧旁开1.5寸处。

关元穴： 在腹部，前正中线上，脐下3寸处。

足三里穴： 小腿前外侧，犊鼻穴下（膝盖骨下缘）3寸，距胫骨前缘约一横指处。

灸法

　　艾炷隔姜灸，用黄豆大艾炷，每穴5~7壮，待皮肤有灼热感时移除，灸至局部皮肤红晕温热为度，每日或隔日1次，10次为1个疗程，每个疗程之间休息5~7天，可根据体重变化调整疗程数，需长期坚持。

治疗原理

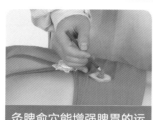

灸脾俞穴能增强脾胃的运化功能，从而运化掉体内壅滞的痰湿

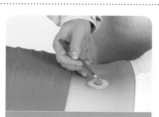

灸肾俞穴能补肾补气，肾气有根则元气得固

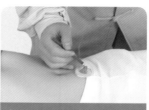

灸关元穴能补元气，元气充足，则脾胃运化能量充足

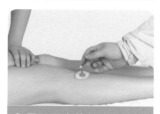

灸足三里穴能促进气血运行、健脾补胃、强壮益身

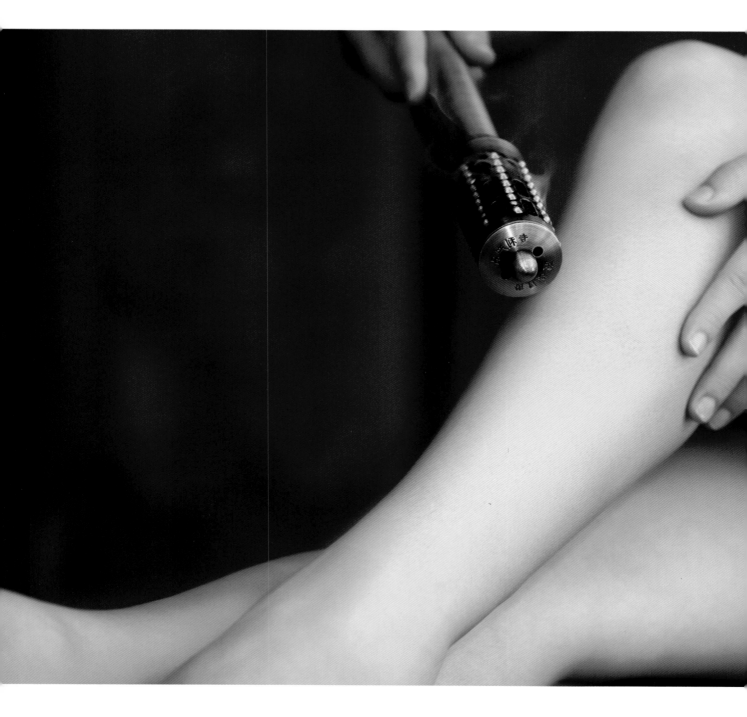

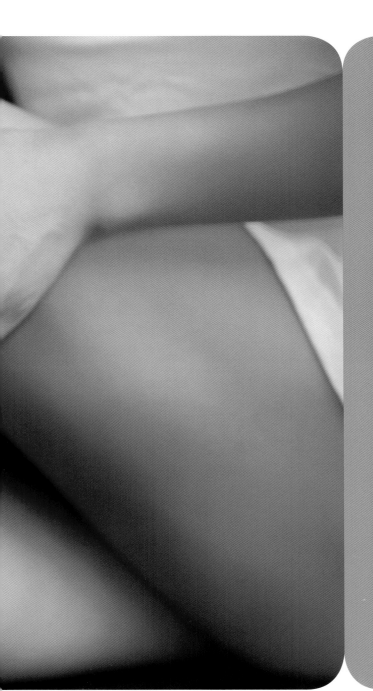

CHAPTER 05

艾香缭绕，
外科、骨科常见病一扫光

　　落枕、颈椎病、扭伤、腰痛……这些外科疾病不仅让你生活在痛苦之中，而且还会造成种种的不方便。艾灸作为简单神奇的养生治疗之法，让你在艾香缭绕之中享受灸疗保健，不经意间将侵袭健康的疾患扼杀在萌芽状态，获得轻松自如的健康生活。

第一节 寒湿阻络型颈椎病

颈椎病又称颈椎综合征，是由于颈部长期处于紧张的工作状态，劳累过度，形成劳损，或颈椎及其周围软组织发生病理改变，如颈椎骨质增生、椎间隙变窄、椎间盘突出等，使得颈部神经、血管或脊髓受到压迫、刺激而导致的一组复杂的症候群。根据临床症状表现不同，常分为寒湿阻络、血淤阻络两型。

寒湿阻络型颈椎病是由于寒邪侵入体内，湿邪黏滞，寒邪凝滞，湿邪包裹寒邪困于里，阻碍经络正常运行功能导致，属于寒证。其症状为：头痛，后枕部疼痛，颈项强硬，转侧不利，一侧或两侧肩背与手指麻木酸痛，或头痛牵涉至上背痛，颈肩部畏风寒、喜暖喜热，颈椎旁有时可以触及肿胀结节，伴有乏力、全身困重、胃口差等症。舌淡，苔白腻或水滑。若会号脉，则能感觉到弦紧的脉象。

选穴 / 定位

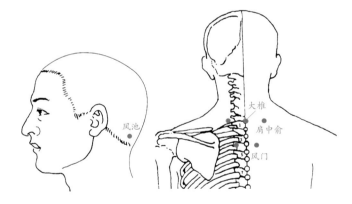

风池穴： 在项部，枕骨下缘，胸锁乳突肌与斜方肌之间的凹陷处。

大椎穴： 后正中线上，第七颈椎棘突（即低头时颈背最突起的骨头）下凹陷中。

风门穴： 第二胸椎棘突下，两侧旁开1.5寸处。

肩中俞穴： 后正中线上，第七颈椎棘突（大椎穴）下凹陷中，两侧旁开2寸处。

灸法

艾条温和灸，每穴15分钟，灸至穴位皮肤红晕温热为度，每日1次，灸后配合颈部按摩，10次为1个疗程，平时可以保健施灸以放松颈部肌肉，改善血液循环。

注意事项

➡ 平时注意保护颈部，避免长时间连续工作，一般人每工作半个小时休息10分钟，或者做颈部保健操、按摩以放松颈部肌肉，若症状较重，应15分钟休息一次，并做以上活动。

➡ 可配合中药外敷或热敷颈部，以刺激局部血液循环，放松颈部。

治疗原理

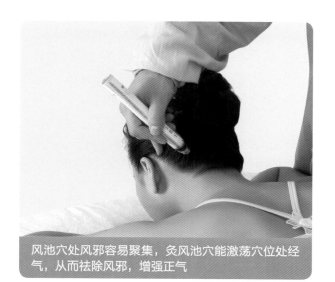

风池穴处风邪容易聚集，灸风池穴能激荡穴位处经气，从而祛除风邪，增强正气

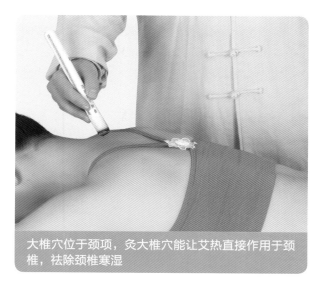

大椎穴位于颈项，灸大椎穴能让艾热直接作用于颈椎，祛除颈椎寒湿

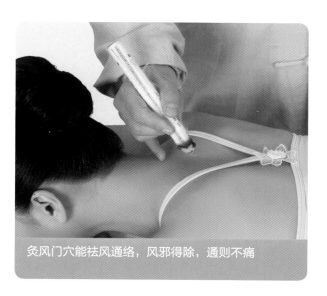

灸风门穴能祛风通络，风邪得除，通则不痛

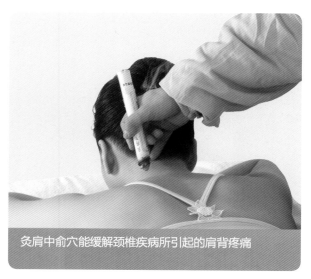

灸肩中俞穴能缓解颈椎疾病所引起的肩背疼痛

▲灸上述穴位能祛湿通络，缓解寒湿阻络导致的颈椎病

第二节 | 血淤阻络型颈椎病

血淤阻络型颈椎病是因为体内寒气过重，体内寒气则凝结了血液，造成体内淤血阻滞经络导致的。其症状为：头昏、眩晕、头痛、痛处固定、颈部酸痛或双肩疼痛，疼痛较剧烈，视物模糊，面色无华或暗，或伴有胸闷心悸。舌暗，舌面上可见淤点，苔白。若会号脉，则能感觉到弦涩的脉象。

选穴 / 定位

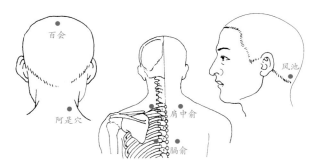

阿是穴： 颈部疼痛僵硬处。

百会穴： 在头顶部，正中线上，两耳尖连线中点，或前发际正中直上5寸处。

风池穴： 在项部，枕骨下缘，胸锁乳突肌与斜方肌之间的凹陷处。

膈俞穴： 在背部，第七胸椎棘突下，两侧旁开1.5寸处。

肩中俞穴： 后正中线上，第七颈椎棘突（即低头时颈背最突起的骨头）下凹陷中，两侧旁开2寸处。

灸法

艾条雀啄灸，每穴15分钟，灸至局部皮肤红晕温热为度，每日1次，10次为1个疗程，平时可间隔数天保健施灸。

治疗原理

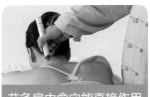

艾灸肩中俞穴能直接作用于肩背部，从而直接缓解肩背部的僵硬疼痛

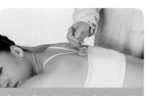

灸膈俞穴能理气宽胸，从根本上解决气滞血瘀的问题

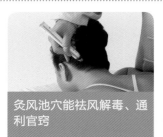

灸风池穴能祛风解毒、通利官窍

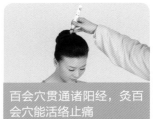

百会穴贯通诸阳经，灸百会穴能活络止痛

注意事项

➡ 雀啄法治疗颈椎病适用于颈项强直，颈部活动不利，晨起或阴雨天气病情加重，怕风惧寒，舌苔薄白，脉浮弱的患者。

➡ 舌质红、少苔，脉细数者应慎用。

超版一行

第三节 | 风寒阻络型落枕

落枕是因睡眠姿势不正确或者睡觉的时候受到风寒侵袭造成的颈部经络阻滞、气血失畅、筋脉拘紧而导致肌肉痉挛疼痛的疾病。轻者活动后可自行痊愈，重者能迁延数周。常见的有风寒阻络和气滞血瘀两型。

风寒阻络型落枕是由于风寒外袭，阻滞经络导致的，其症状为：起床时出现颈项、肩背部的疼痛僵硬不适症状。有些人会出现疼痛向同侧上肢放射。转头受到限制，旋转后仰则痛甚，头歪向健侧肌肉痉挛、酸胀疼痛，局部压痛，可伴有恶寒、头晕、头痛，颈肩发麻、恶风，四肢怕冷，精神疲倦，口唇发黑、发紫。舌淡红，苔薄白。若会号脉，则能感觉到浮紧的脉象。

选穴 / 定位

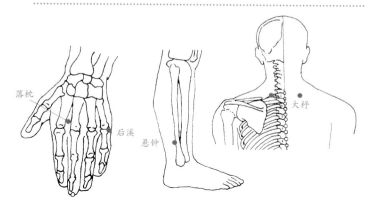

落枕穴： 在手背部，食指与中指根部之间的凹陷处。

后溪穴： 在手掌边缘，小指同侧，握拳时手掌边缘隆起的尖端处。

悬钟穴： 外踝尖上3寸，腓骨后缘与肌腱之间的凹陷处。

大杼穴： 在背部，第一胸椎棘突下，旁开1.5寸处。

灸法

艾条雀啄灸，每穴15分钟以上，灸至局部皮肤红晕温热为度，每日1次，病愈即止。

注意事项

➲ 治疗期间注意疼痛部位保暖，避风寒，调整好睡眠姿势以防疼痛加剧。

➲ 选择好的枕头，最好选择波浪形枕头，且紧贴颈椎处，枕头高度为自己的一个拳头加两个手指高，睡觉时枕头下缘应贴着肩膀，保持人体正常生理弯曲和力线结构，使椎体达到最佳放松状态。

➲ 可用热水袋或热毛巾热敷患处，缓解疼痛。

➲ 可配合拔罐、局部按摩，以增强效果。

治疗原理

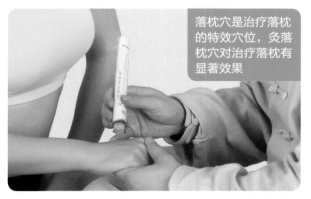

落枕穴是治疗落枕的特效穴位，灸落枕穴对治疗落枕有显著效果

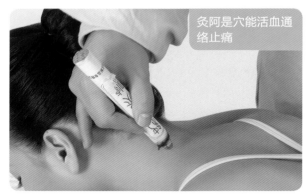

灸阿是穴能活血通络止痛

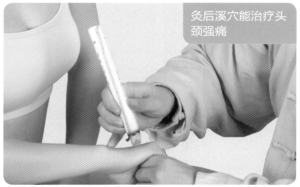

灸后溪穴能治疗头颈强痛

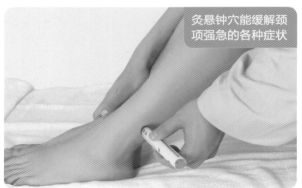

灸悬钟穴能缓解颈项强急的各种症状

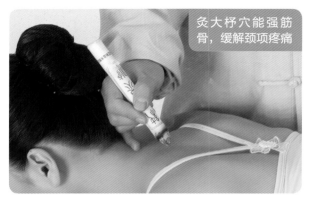

灸大杼穴能强筋骨，缓解颈项疼痛

温馨小贴士

灸料的质量是必须注意的环节，艾绒的粗细好坏，与施灸效果的关系极大，务必考究。特别是直接灸，必须用极细的艾绒，最好买成品，久贮之。因艾绒最易受潮，用时晒干，以便点燃。生姜要保持新鲜，平时要埋入湿土之中，用时取出洗净。艾条要坚实、均匀，保持干燥。

第四节 | 气滞血淤型落枕

气滞血淤型落枕，则是由于气血运行不畅，阻滞经络所导致的。

症状为：反复发作，颈项、肩背部疼痛僵硬，不适部位固定，转动不利，肌肉痉挛、疼痛酸胀，多在劳累、睡眠姿势不当后发作。舌暗，可见淤斑、淤点，苔白。若会号脉，则能感觉到弦涩的脉象。

选穴 / 定位

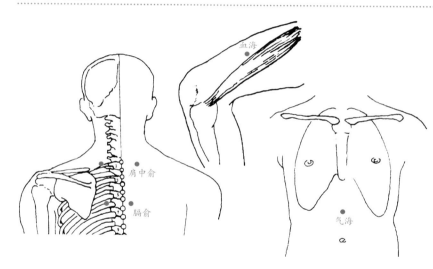

阿是穴：即气机疼痛处。

膈俞穴：在背部，第七胸椎棘突下，两侧旁开1.5寸处。

肩中俞穴：后正中线上，第七颈椎棘突（即低头时颈背最突起的骨头）下凹陷中，两侧旁开2寸处。

血海穴：大腿内侧，距膝盖骨内侧的上角上2寸处，约一个大拇指指节对应指尖压痛处。

气海穴：在腹部，前正中线上，脐下1.5寸处。

灸法

阿是穴、肩中俞穴温和灸，其余穴艾炷隔姜灸，将生姜切成2毫米厚的生姜片，然后在生姜片上扎出10个以上分布均匀的小孔，上置如黄豆大小艾炷，点燃艾炷，待其将要燃尽，皮肤有灼热感时移除，每穴5~7壮，灸至局部皮肤红晕温热为度。每日或隔日1次，症状消失后巩固1~2次。

注意事项

➡ 艾灸时，可以采用回旋、雀啄、往返、温和灸四步法对各穴位进行循环施灸操作。

➡ 睡觉时，枕头不可过高或过低。

➡ 避免在门窗通风口睡眠，避免风寒。

➡ 加强锻炼，增强体质。

治疗原理

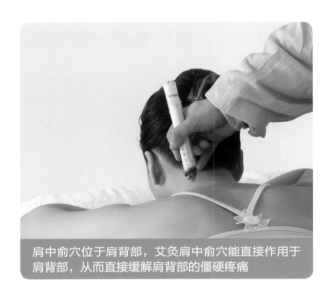

肩中俞穴位于肩背部，艾灸肩中俞穴能直接作用于肩背部，从而直接缓解肩背部的僵硬疼痛

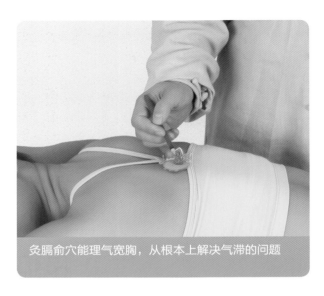

灸膈俞穴能理气宽胸，从根本上解决气滞的问题

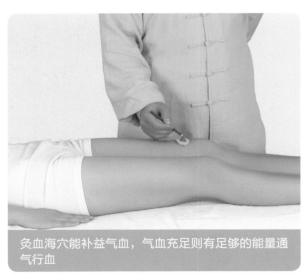

灸血海穴能补益气血，气血充足则有足够的能量通气行血

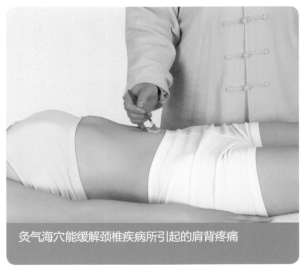

灸气海穴能缓解颈椎疾病所引起的肩背疼痛

▲灸上述穴位能补益气血，解决气滞血淤导致的颈椎病

第五节 | 风寒阻络型肩周炎

肩周炎又称肩关节周围炎，是肩关节周围软组织（关节囊、韧带等）的一种退行性炎性疾病。本病以前多发于50岁左右的中年人，故又称"五十肩"。随着工作压力和生活压力的加大，肩周炎发生年龄有所提前，临床可见很多30~40岁肩周炎患者。早期表现以肩部疼痛为主，夜间加重，并伴有恶风寒、关节僵硬的感觉；后期病变组织会有粘连，患侧手臂不能上举、后伸，生活自理困难。一般分为风寒阻络和气血淤滞两型。

风寒阻络型肩周炎是由于风寒之邪袭入所导致，其症状为：肩部疼痛，痛牵背部或颈项，关节活动轻度受限，恶风畏寒，复感风寒则疼痛加剧，得温则痛减，可伴有头晕、耳鸣。舌淡红，苔薄白。若会号脉，则能感觉到浮紧的脉象。

选穴 / 定位

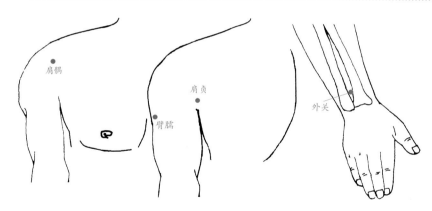

肩髃穴： 在肩部，两侧肩峰端下1寸，举上臂或向前平伸肘时，肩峰前下方肌肉凹陷处。

肩贞穴： 在肩部，位于肩关节后下方，上臂内收时，腋后纹头上1寸处。

臂臑穴： 在臂外侧，垂臂屈肘时，三角肌止点处。

外关穴： 在前臂背侧，腕横纹上2寸，两骨之间凹陷处。

灸法

艾炷隔姜灸，用半截橄榄大小的艾炷，每穴9壮，或用艾条温和灸，灸至局部皮肤红晕温热为度，每日或隔日1次，10次为1个疗程，应长期施灸直至症状控制后可以不拘时保健灸。

注意事项
➜ 艾灸时，可以采用回旋、雀啄、往返、温和灸四步法对各穴位进行循环施灸操作。
➜ 睡觉时，枕头不可过高或过低。
➜ 避免在门窗通风口睡眠，避免风寒。
➜ 加强锻炼，增强体质。

治疗原理

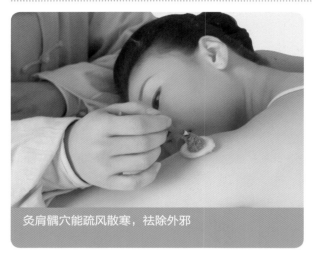

灸肩髃穴能疏风散寒，祛除外邪

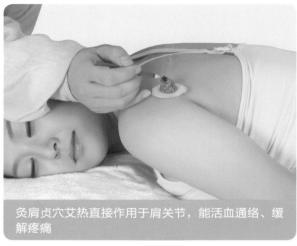

灸肩贞穴艾热直接作用于肩关节，能活血通络、缓解疼痛

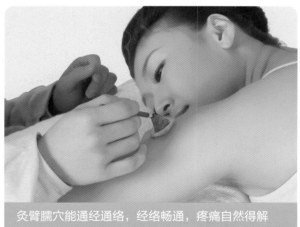

灸臂臑穴能通经通络，经络畅通，疼痛自然得解

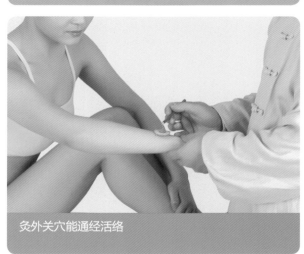

灸外关穴能通经活络

▲灸上述穴位能祛湿通络，解决风寒阻络导致的肩周炎

温馨小贴士

　　在施灸的过程中，应当时刻关注被灸者灸疗时的感受，如果感到灼痛时，施灸者可以通过按压灸点周围来减轻其灼痛感，亦可用食指轻叩其周围来分散注意力。如果被施灸者仍感到灼痛难以忍受时，施灸者应停止施灸，决不可强灸。

第六节 气血淤滞型肩周炎

肩周炎属中医"痹证"范畴。多发于中老年患者或体质虚弱之人。此类人大多肾气不足，气血渐亏，筋脉失养，或由于过度劳累，肩部当风受寒，以致风寒湿邪客于肩部筋脉肌肉，经脉痹阻，或由于肩部外伤导致肩部肌肉血管损伤，气血淤滞不通所致。

肩部经脉痹阻，气血运行不畅，导致肩关节周围肌肉、肌腱、筋膜和关节囊等软组织形成慢性炎症、充血、水肿、炎性细胞浸润、组织液渗出、纤维组织增生，渐而使得肩部筋脉聚结，肌肉痉挛，从而形成肩部粘连，阻碍肩部活动。

其症状为：肩部疼痛，痛处固定不移，痛如针刺，痛势剧烈，以夜间为甚，肩关节活动受限明显，局部肿胀、青紫。舌暗，可见淤斑、淤点，苔白。若会号脉，则能感觉到弦涩的脉象。

选穴 / 定位

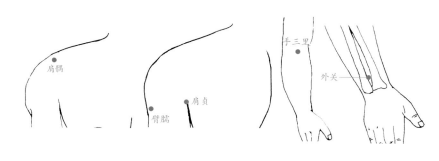

肩髃穴： 在肩部，两侧肩峰端下1寸，举上臂外展或向前平伸时，肩峰前下方肌肉凹陷处。

肩贞穴： 在肩部，位于肩关节后下方，上臂内收时，腋后纹头上1寸处。

臂臑穴： 在臂外侧，垂臂屈肘时，三角肌止点处。

外关穴： 在前臂背侧，腕横纹上2寸，两骨之间凹陷处。

手三里穴： 在前臂，屈肘时，肘横纹下2寸肌肉之间凹陷处。

灸法

艾炷隔姜灸，半截橄榄大小艾炷，每穴9壮，每日或隔日1次，10次为1个疗程，坚持施灸直至症状消失后可以不拘时保健灸。或用艾条温和灸，每穴15分钟，灸至局部红晕温热为度，每日1次，10次为1个疗程。

注意事项

➡ 用艾灸治疗肩周炎，不懂穴位的也不用担心，重点灸阿是穴，即肩部最痛的地方。

➡ 用药艾条进行艾灸效果会更明显。

➡ 灸法治疗本病以祛风、散寒、利湿、活血通络、止痛为主，如配合自己康复活动效果更佳。

治疗原理

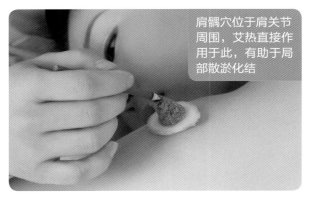

肩髃穴位于肩关节周围，艾热直接作用于此，有助于局部散淤化结

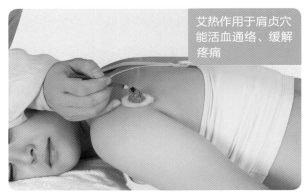

艾热作用于肩贞穴能活血通络、缓解疼痛

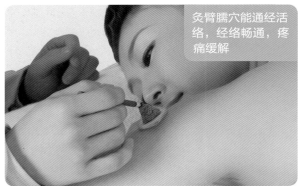

灸臂臑穴能通经活络，经络畅通，疼痛缓解

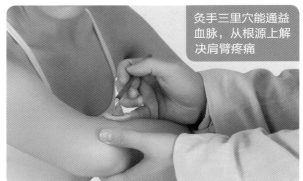

灸手三里穴能通益血脉，从根源上解决肩臂疼痛

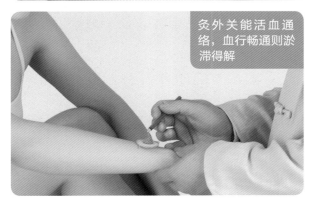

灸外关能活血通络，血行畅通则淤滞得解

温馨小贴士

女性选择艾灸保健的同时，要注意保暖，同时也要注意饮食，不要贪凉。女性在月经前期用灸可达事半功倍之效，不过要注意，月经期避免灸腰骶部位和小腹部位，在妊娠期也要慎灸。

第七节 | 网球肘

网球肘，中医称为"肘劳"，多因长时间反复地屈伸腕关节和前臂旋前、旋后活动过度所致。本病多见于网球、乒乓球运动员和钳工、木工、泥水工等特殊工种人员。现代医学称为肱骨外上髁炎。临床表现为肘关节外侧肿胀疼痛、手臂无力，前臂与腕关节做屈伸或旋转动作时疼痛明显加剧，可伴有红肿、发热、恶寒等。

选穴 / 定位

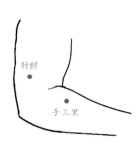

阿是穴： 即肘关节疼痛最明显处。

肘髎穴： 在臂外侧，屈肘时，肘横纹头向外上方1.5寸，肱骨边缘处。

手三里穴： 在前臂，屈肘时，肘横纹下2寸肌肉之间凹陷处。

灸法

艾条实按灸，每穴6~8次，灸至局部皮肤红晕灼热为度，每日1次，10次为1个疗程，可配合局部按摩以及清热活血的药外敷。

治疗原理

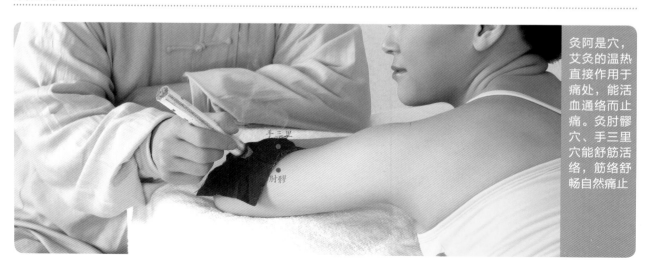

灸阿是穴，艾灸的温热直接作用于痛处，能活血通络而止痛。灸肘髎穴、手三里穴能舒筋活络，筋络舒畅自然痛止

第八节 | 风寒湿困型慢性腰痛

慢性腰痛又称腰肌劳损，主要是指腰骶部肌肉、筋膜、韧带等软组织由于长期姿势不当或曾经外伤未愈引起的慢性损伤导致慢性疼痛。腰腿活动无明显障碍，但部分患者伴有脊柱侧弯、腰肌痉挛、下肢有牵涉痛等症状。比较常见的有风寒湿困、肾气亏虚两种证型。

风寒湿困型慢性腰痛是由于风寒湿邪袭入，湿邪困阻风寒之邪气，使得风寒之邪不能外出，而引起腰部慢性疼痛，属寒证。

其症状为：腰冷痛或刺痛，伴有沉重下坠感，侧转不利，虽经卧床休息，症状也不减轻，天气变化症状加重，腰部热敷后感到舒适。舌淡红，苔薄白或腻。若会号脉，则能感觉到弦滑或紧的脉象。

选穴 / 定位

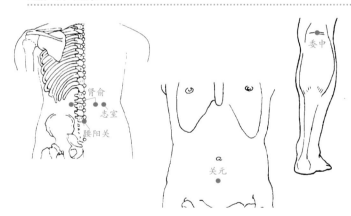

腰阳关穴： 在腰部，第四腰椎棘突下凹陷处。

关元穴： 在腹部，前正中线上，脐下3寸处。

肾俞穴： 在背部，第二腰椎棘突下，两侧旁开1.5寸处。

志室穴： 在腰部，第二腰椎棘突下，旁开3寸处。

委中穴： 在腘窝横纹中点处。

灸法

艾炷隔姜灸，用黄豆大艾炷，每穴5～7壮，或用艾条温和灸，灸至局部皮肤灼热红晕，每日或隔日1次，10次为1个疗程。可根据自身情况安排疗程，亦可在天气变化时保健施灸。

注意事项

➡ 消除劳损病因：应积极避免弯腰负重、长时间弯腰劳作及久坐或久站，并应睡硬板床休息。

➡ 纠正日常不良姿势，保持良好的站姿、坐姿等。

➡ 注意腰部保暖，避免或尽量少洗冷水澡，避免睡卧当风、贪凉喜冷，避免久处湿地。

治疗原理

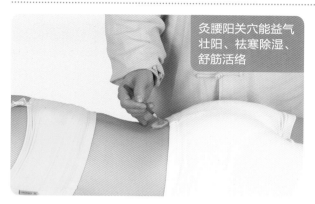

灸腰阳关穴能益气壮阳、祛寒除湿、舒筋活络

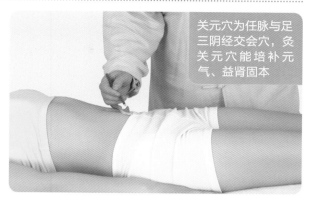

关元穴为任脉与足三阴经交会穴，灸关元穴能培补元气、益肾固本

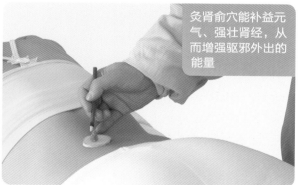

灸肾俞穴能补益元气、强壮肾经，从而增强驱邪外出的能量

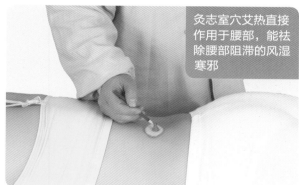

灸志室穴艾热直接作用于腰部，能祛除腰部阻滞的风湿寒邪

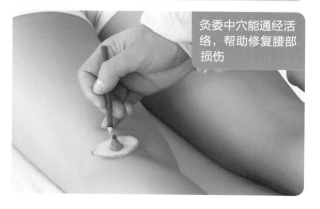

灸委中穴能通经活络，帮助修复腰部损伤

温馨小贴士

老年人的皮肤弹性及敏感度都较年轻人差一些，在施灸时应注意皮肤温度，以防烫伤。在艾灸的同时，还要注意生活起居应当规律，老年人消化功能相对低下，饮食应清淡，还应加强体育锻炼。

第九节 | 寒证风湿、类风湿性关节炎

风湿、类风湿性关节炎是一种以关节病变为主要特征的慢性、全身性、自身免疫系统异常的疾病。早期仅为关节疼痛、肿胀和功能障碍；晚期则出现关节僵硬畸形、肌肉萎缩、活动受限，极易致残，有的甚至可累及内脏病变。风湿性关节炎和类风湿性关节炎症状表现虽不同，但发生原因多与感受寒邪或热邪有关。

风湿性关节炎初发年龄以9~17岁多见，男女比例相当。前期可有上呼吸道感染史，常累及大关节（膝、肘关节等），常不发生关节畸形，可伴有发热、环形红斑、舞蹈症、心脏炎症等，西医检查抽血查抗O是阳性的，多为链球菌感染。

类风湿性关节炎多发于青壮年人群，女性多于男性，起病缓慢，前期常有反复性的上呼吸道感染史，而后先有单个关节疼痛肿胀，然后发展成多个关节疼痛肿胀；病变常从四肢远端的小关节开始，且左右基本对称，多伴有晨僵现象；病程大多迁延多年，症状反复，后期可出现关节畸形、活动受限，甚至致残。

传统医学将风湿、类风湿性关节炎归属"痹证"范畴。现介绍较常见的寒证型。

寒邪袭入，从而导致寒证风湿、类风湿性关节炎的发生，其症状为：肢体关节紧痛不移，遇寒痛增，得热痛减，关节屈伸不利，局部皮色不红，触之不热。舌淡，苔白。若会号脉，则能感觉脉沉弦而紧。

选穴 / 定位

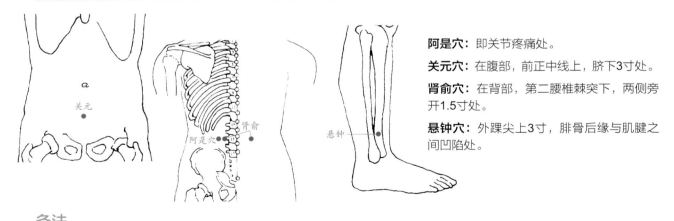

关元

阿是穴 肾俞

悬钟

阿是穴： 即关节疼痛处。

关元穴： 在腹部，前正中线上，脐下3寸处。

肾俞穴： 在背部，第二腰椎棘突下，两侧旁开1.5寸处。

悬钟穴： 外踝尖上3寸，腓骨后缘与肌腱之间凹陷处。

灸法

艾炷无瘢痕灸，用半截橄榄大艾炷，每穴10壮，或用艾条温和灸，灸至局部皮肤灼热红晕，每日1次，10次为1个疗程，需要在天气变化之前施灸，尤其在天气转凉之前施灸。

治疗原理

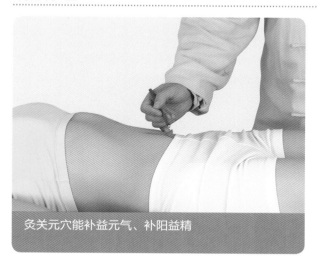

灸关元穴能补益元气、补阳益精

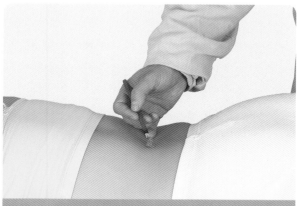

灸肾俞穴能补益元气、补阳益精，从而使筋骨经络
得养，也能增强驱邪外出的能量

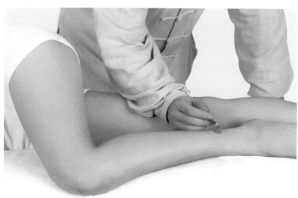

灸悬钟穴能疏经脉、解除疼痛

温馨小贴士

　　晕灸虽不多见，但是一旦晕灸则会出现头晕、眼花、恶心、面色苍白、心慌、出汗等，甚至发生晕倒。出现晕灸后，要立即停灸，并躺下静卧，再加灸足三里穴，温和灸 10 分钟左右。

第十节 | 热证风湿、类风湿性关节炎

热邪袭入，留于关节，亦会导致热证风湿、类风湿性关节炎的发生。其症状为：肢体关节红肿，灼热剧痛，关节痛不可触，得冷稍舒，多伴有发热、怕风、口渴、尿黄、烦闷不安等全身症状。舌红，苔黄燥。若会号脉，则能感觉到弦数的脉象。

选穴 / 定位

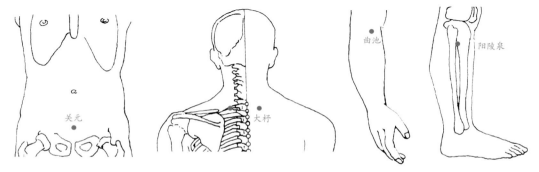

关元穴： 人体前正中线上，肚脐下3寸处。

曲池穴： 屈肘，在肘横纹外侧端（拇指一侧）与肱骨外上髁连线中点处。

大杼穴： 在背部，第一胸椎棘突下，旁开1.5寸处。

阳陵泉穴： 位于人体膝盖斜下方，小腿外侧之腓骨小头稍前凹陷中。

灸法

艾条回旋灸，每穴15分钟，以局部皮肤红晕灼热为度，每日1次，10次为1个疗程，疗程可间隔3~5天。

治疗原理

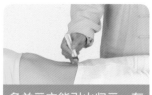

灸关元穴能引火归元，存阳气于体内，防邪热之火外散致病

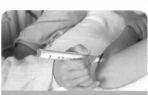

灸曲池穴能通络活血而止痛

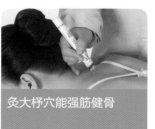

灸大杼穴能强筋健骨

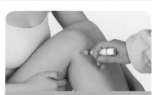

灸阳陵泉穴能强健腰膝，腰膝筋骨强健，自然邪不可侵

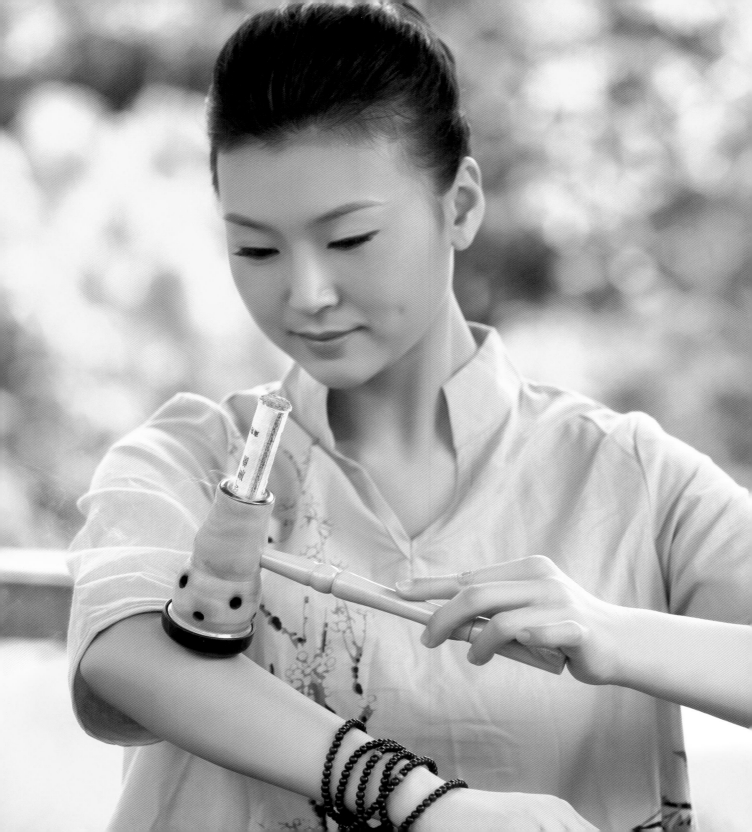

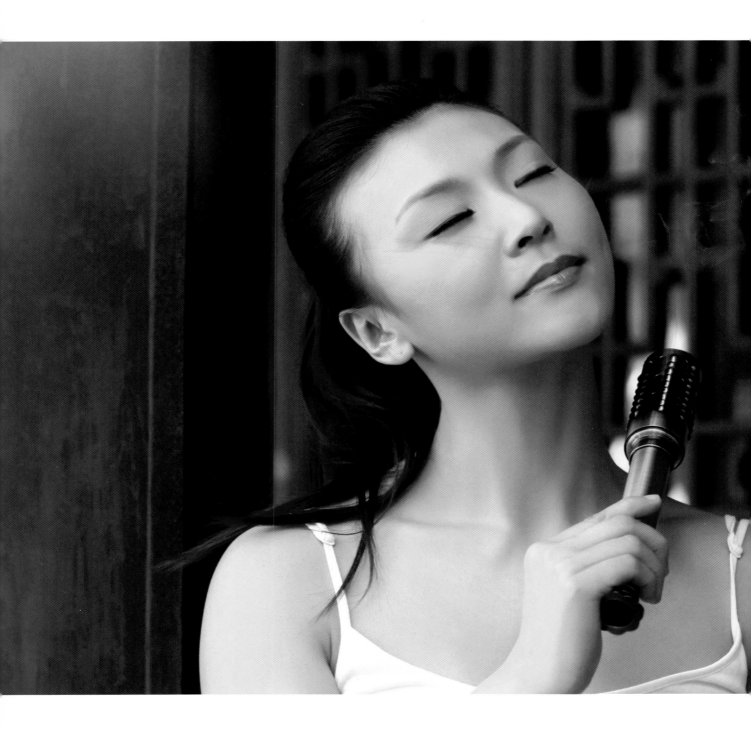

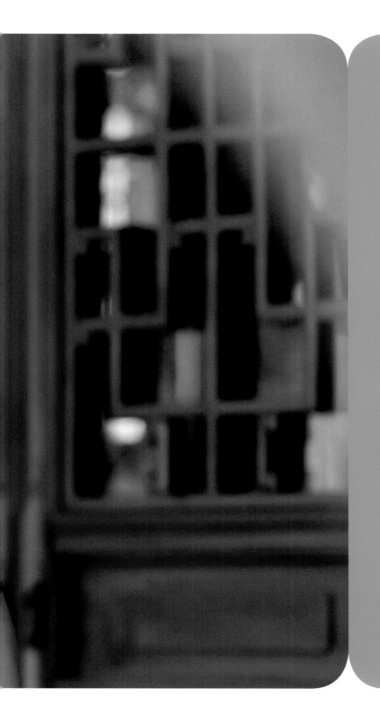

CHAPTER 06

"艾"意浓浓，
妇科、男科常见病一扫光

艾草是妇科的良药，艾灸则是女性最贴心的朋友，是女性一生的护身符。艾灸能温经散寒、提升阳气、固表止脱，不仅能轻松祛除妇科疾病，还能够从根源上解决美容护肤的问题，让您的美丽从内到外。

现代社会，男性作为家庭和社会的强者也会有其脆弱的一面，尤其是在他们遭遇到男科疾病时，会出现身体和情感上的双重打击。对于男科疾病，艾灸有着相当神奇的疗效，此时选择艾灸，就能解除身心不适的困扰，获得充沛的精力和健康的生活。

第一节 | 肝郁气滞型乳腺增生

乳腺增生中医称为"乳癖"，是由情志内伤肝气郁滞，或思虑伤脾气滞导致痰凝于乳房所致的一种乳腺疾病，是妇科的常见病症。女性患乳腺增生和子宫肌瘤的原理是一样的，都是因为体内有郁气不能抒发，则凝聚成痰，如果加之脾虚不能及时运走痰湿之邪，则凝聚结节于体内，形成乳腺增生。肝郁气滞型乳腺增生症状为：肿块发生在乳房一侧或两侧，以胀痛为主，情绪起伏较大时胀痛明显，可伴有胸胁疼痛胀满，口苦，头晕。舌暗红，苔薄白或黄。若会号脉，则能感觉到弦滑的脉象。

选穴 / 定位

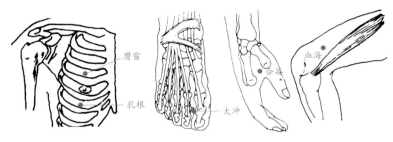

乳根穴：在胸部，乳头直下乳房根部第五肋间隙距前中线4寸处。

膺窗穴：在胸部，乳头直上第三肋间隙，距前正中线4寸处。

太冲穴：在足背侧，第一、第二跖骨间隙的后方凹陷处。

合谷穴：即通常所说的虎口，并拢拇指时肌肉隆起处。

血海穴：大腿内侧，距膝盖骨内侧的上角上2寸处，约一个大拇指指节对应指尖压痛处。

灸法

艾条温和灸，灸至局部皮肤灼热潮红，每日或隔日1次，10次为1个疗程。

治疗原理

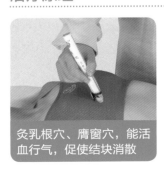

灸乳根穴、膺窗穴，能活血行气，促使结块消散

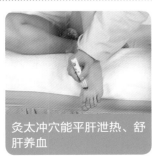

灸太冲穴能平肝泄热、舒肝养血

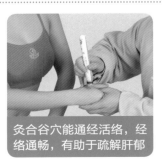

灸合谷穴能通经活络，经络通畅，有助于疏解肝郁

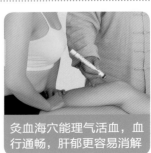

灸血海穴能理气活血，血行通畅，肝郁更容易消解

第二节 | 脾虚痰阻型乳腺增生

脾虚痰阻会导致痰凝于乳房，从而导致乳腺增生。其症状为：乳房可触及大小不同的肿块，单发或多发在一侧或双侧，伴有神疲，身体困重，头痛如裹，肢体乏力，食少，大便烂或稀，面色淡白。舌淡。脉细弱。

选穴 / 定位

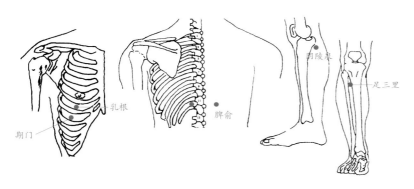

乳根穴：在胸部，乳头直下乳房根部第五肋间隙，居前中线4寸处。

期门穴：锁骨中点垂直向下第六肋间隙（即肋骨之间的凹陷处，距前正中线4寸）。

脾俞穴：在背部，第十一胸椎棘突下，两侧旁开1.5寸处。

阴陵泉穴：在小腿内侧，胫骨内侧髁后下方凹陷处（从踝关节后方，沿骨的边缘向上推至尽头处即是）。

足三里穴：小腿前外侧，犊鼻穴下（膝盖骨下缘）3寸，距胫骨前缘约一横指处。

灸法

艾条温和灸，每穴15分钟，以局部皮肤红晕灼热为度，每日1次。10次为1个疗程，坚持5个疗程以上。

治疗原理

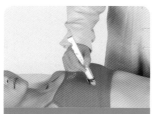

灸乳根穴能通经活络、温化痰湿；灸期门穴能健脾疏肝、理气活血

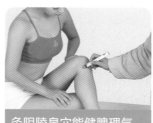

灸阴陵泉穴能健脾理气、通经活络，起到止痛散结的作用

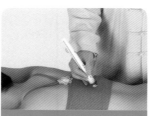

灸脾俞穴能增强脾的运化功能，运化掉凝结的痰湿

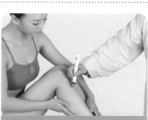

灸足三里穴能促进气血运行，从而化淤消肿，并能健脾补胃

第三节 | 肾虚型月经不调

月经不调是指月经周期、经期长短、经血颜色、经量多少、经血质地等出现异常的一种妇科常见疾病。临床表现为月经时间提前或延后、量多或少、颜色暗红或淡红、经质清稀、或赤稠、或带血块，并伴有头晕、心跳加快、心胸烦闷、容易发火、睡眠不好、小腹胀满、腰酸腰痛、精神疲倦等症状。大多数患者都由于体质虚弱、内分泌失调所致。比较常见的有肾虚、气滞血淤两型。

肾为先天之本，肾藏先天之精，中医认为，血为先天之精所化，肾虚可导致血液生化不足，从而导致月经不调。

症状：月经周期推后，或先后无定，量少，色淡红或暗红，经质清稀。腰膝酸软，足跟痛，头晕耳鸣，或小腹自觉发冷，或夜尿较多。舌淡，苔薄白。若会号脉，则能感觉到脉沉细无力。

选穴 / 定位

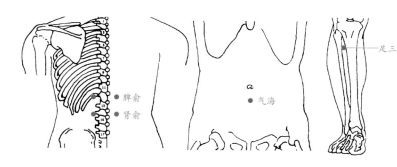

脾俞
肾俞
气海
足三里

肾俞穴：在背部，第二腰椎棘突下，两侧旁开1.5寸处。

脾俞穴：在背部，第十一胸椎棘突下，两侧旁开1.5寸处。

气海穴：在腹部，前正中线上，脐下1.5寸处。

足三里穴：小腿前外侧，犊鼻穴下（膝盖骨下缘）3寸，距胫骨前缘约一横指处。

灸法

艾条温和灸，每穴20分钟，以局部皮肤红晕灼热为度，每日1次，10次为1个疗程，直至月经规律为止，在月经来前7天开始灸，直至月经来时停灸。

注意事项

→ 月经期间，尤其在治疗过程当中，避寒湿，禁房事，忌剧烈活动，适当卧床休息。

→ 治疗时间在每次月经来潮前至少7天开始艾灸，灸至月经来潮停灸，坚持至少3个月，观察3～6个周期，正常而不再反复者，方为有效。

→ 饮食尽量清淡，少食酸辣等刺激性及煎炸食物。

治疗原理

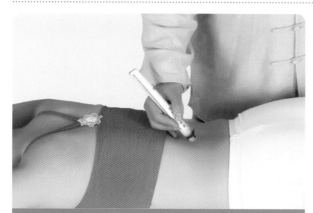

灸肾俞穴能补肾益精，肾经充足则血液生化有源

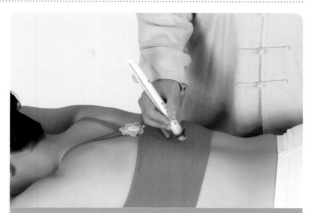

灸脾俞穴能增强脾胃的运化功能，从而运化水谷精微物质以补肾精

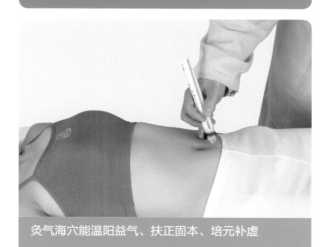

灸气海穴能温阳益气、扶正固本、培元补虚

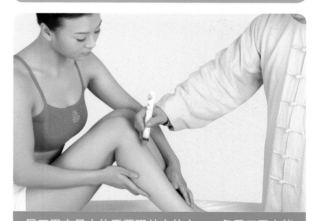

足三里穴是人体重要强壮穴位之一，灸足三里穴能补养一身气血

温馨小贴士

　　有的人边灸边吃，这是不对的。因为不知道食物的性味是属寒还是属温，也不知道会对灸疗效果产生什么样的影响，同时艾灸过程中，身体处于一个调整状态，边吃边灸，对胃气和脏腑都会产生影响，尤其是有胃肠疾病的人，千万注意，不要盲目施灸。

第四节 气滞血淤型月经不调

气滞血淤会导致气血运行不畅，从而出现月经不调。症状：月经提前或延后，经期延长，经量或多或少，颜色暗红，有血块；伴经前小腹胀痛，经时小腹疼痛，怕按，得温疼痛可稍缓解，行经稍畅；或有胁肋部、乳房胀痛，伴有心烦、胸闷、喜叹气等症状。舌暗，可见淤点，苔白。若会号脉，则能感觉到弦涩的脉象。

选穴 / 定位

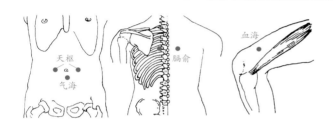

天枢穴： 在腹部，肚脐两侧旁开2寸处。

气海穴： 在腹部，前正中线上，脐下1.5寸处。

膈俞穴： 在背部，第七胸椎棘突下，两侧旁开1.5寸处。

血海穴： 大腿内侧，距膝盖骨内侧的上角上2寸处，约一个大拇指指节对应指尖压痛处。

灸法

艾条温和灸，每穴20分钟，以局部皮肤红晕灼热为度，每日1次，10次为1个疗程；灸至月经规律为止，在月经来前7天开始灸，直至月经来时停灸。

治疗原理

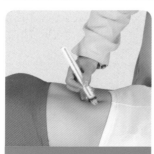

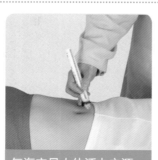

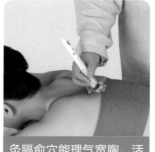

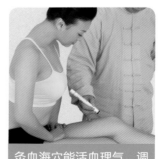

灸天枢穴能调中和胃、理气健脾，脾胃气机运转正常，则能调整气血的运行

气海穴是人体活力之源，人身真气由此而生，艾灸气海穴能温阳益气，使气机生化有源

灸膈俞穴能理气宽胸，活血通脉

灸血海穴能活血理气、调经统血

第五节　气滞血淤型痛经

痛经是指女性月经来潮时及行经前后出现小腹胀痛和下腹剧痛的症状。痛经有原发性和继发性之分。原发性痛经是指月经初潮时就有发生，妇检时生殖器官并无器质性病变者；继发性痛经是因子宫内膜移位，急、慢性盆腔炎，子宫狭窄、阻塞等生殖器官器质性病变所引起的疼痛。气滞血淤和气血虚弱两种类型的痛经临床上较常见。

若水管有脏东西，水流不畅，久而久之脏东西就会堵塞水管，水流不能顺利通过，污物积聚时间久，越积水管越膨胀，最后水管破裂。气滞血淤导致人体的不适也是这样的道理，气机阻滞，气血运行不畅，凝结成块，不通则痛，导致痛经的发生。其症状为：经前或行经第一、第二天，心烦、胸闷、喜叹气、小腹胀痛、怕按，甚则小腹剧痛而发生恶心、呕吐、或经量少，或经行不畅，经色紫暗有块，血块排出后痛减，经净疼痛消失。舌暗，可见淤斑、淤点，苔薄白或黄。若会号脉，则能感觉到弦涩的脉象。

选穴 / 定位

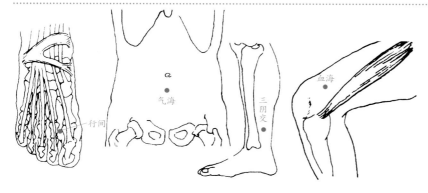

行间穴： 在足背，第一、第二趾间，趾根部的后方足背皮肤与足底皮肤交界处。

气海穴： 在腹部，前正中线上，脐下1.5寸处。

三阴交穴： 小腿内侧，足内踝尖上3寸，胫骨内侧后方。

血海穴： 大腿内侧，距膝盖骨内侧的上角上2寸处，约一个大拇指指节对应指尖压痛处。

灸法

艾条雀啄灸，每穴10分钟，以局部皮肤红晕灼热为度，每日1次，最好在每次月经来之前的一个星期开始施灸，两次月经之间亦可施灸，月经来时停灸。

注意事项

➡ 施灸期间避免受寒，可在腹部温敷以缓解疼痛。

➡ 忌食生冷及刺激性食物。

➡ 可配合中药内服及局部揉按治疗。

治疗原理

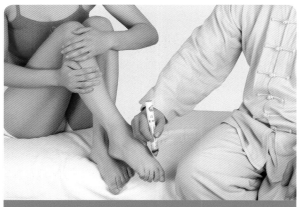

行间穴是肝经上的穴位，灸行间穴能增强肝的疏泄功能，从而使气血畅通

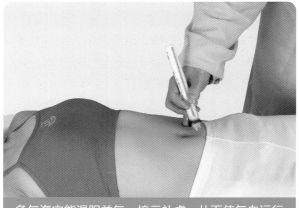

灸气海穴能温阳益气、培元补虚，从而使气血运行的能量充足

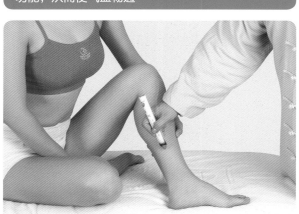

灸三阴交穴能疏肝益肾、调经血

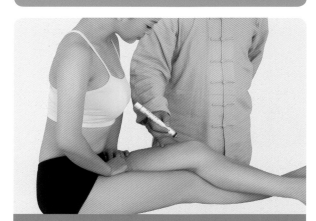

灸血海穴能祛淤血，并能促新血的生成，从而使淤行痛止

温馨小贴士

灸灰要随时清理，因为如果表面灰过厚，灸感的渗透力就又开始下降了，要注意不要让灸灰滚落或者掉落，以防弃中未燃尽的部分烫伤皮肤，也防止其烧坏被褥，引发火灾。如灸灰掉落，应立即吹去，切勿慌忙乱抓，导致不必要的危险。

第六节 气血虚弱型痛经

气血虚弱则气血不足、运行无力，身体力排月经却无血可下，不荣则痛而致痛经。其症状为：经后一两日或经期小腹隐隐作痛，喜欢揉按腹部，月经量少，色淡质薄，伴神疲乏力、头晕、面黄或面色恍白，食少，大便稀烂。舌淡，苔薄白。若会号脉，则能感觉到细弱的脉象。

选穴 / 定位

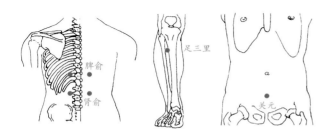

脾俞穴： 在背部，第十一胸椎棘突下，两侧旁开1.5寸处。

肾俞穴： 在背部，第二腰椎棘突下，两侧旁开1.5寸处。

足三里穴： 小腿前外侧，犊鼻穴下（膝盖骨下缘）3寸，距胫骨前缘约一横指处。

关元穴： 在腹部，前正中线上，脐下3寸处。

灸法

艾条温和灸，每穴15分钟，以局部皮肤红晕灼热为度，每日1次，可长期施灸，月经来时停灸。

治疗原理

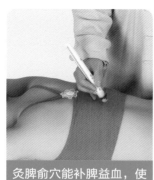

灸脾俞穴能补脾益血，使虚弱的气血得以补足

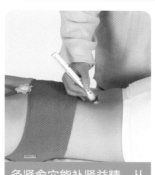

灸肾俞穴能补肾益精，从而使气血生化有源

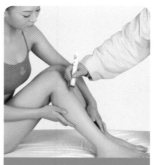

足三里穴为强壮大穴，灸足三穴里能补益气血，并能增强脾胃运化功能

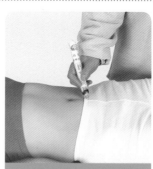

灸关元穴能补益气血

第七节 脾胃虚弱型带下

　　白带是指正常妇女阴道内流出的少量透明无色无味的分泌物。若在经期、排卵期或妊娠期白带增多，是妇女正常的生理现象。如果妇女阴道分泌物增多，且连绵不断，色黄、色红、带血，或黏稠如脓，或清稀如水，气味腥臭，就是带下病症。常见的带下有脾肾虚弱和湿毒内蕴两种证型。脾胃虚弱，则脾胃的运化无力，脾失健运，无法运化水湿，则湿聚下注，伤及任督二脉导致脾胃虚弱型的带下病证。其症状为：阴道分泌物量多，色白或淡黄，质稀薄，或如鼻涕、或如唾液样，无臭味，面色苍白或面黄无光泽，神疲乏力，食少，腹胀，大便稀。舌淡，苔薄白腻。若会号脉，则能感觉到缓弱的脉象。

选穴 / 定位

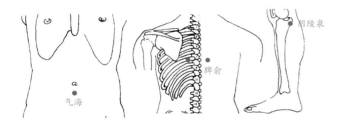

气海穴： 在腹部，前正中线上，脐下1.5寸处。

脾俞穴： 在背部，第十一胸椎棘突下，两侧旁开1.5寸处。

阴陵泉穴： 在小腿内侧，胫骨内侧髁后下方凹陷处（从踝关节后方沿骨的边缘向上推行至尽头处即是）。

灸法

　　艾炷无瘢痕灸，用黄豆大艾炷，每穴10壮，每灸完1壮即按压所灸穴位1次，每日1次，10次为1个疗程，灸至腰痛好转为止，平时可保健施灸。

治疗原理

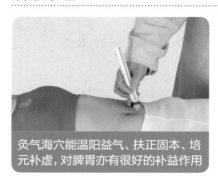

灸气海穴能温阳益气、扶正固本、培元补虚，对脾胃亦有很好的补益作用

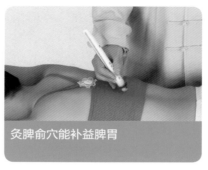

灸脾俞穴能补益脾胃

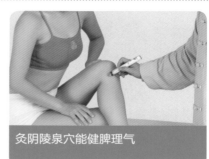

灸阴陵泉穴能健脾理气

第八节 | 湿热内蕴型带下

湿热内蕴，会阻碍脾胃运化，湿热下注，损伤任督二脉，即会导致湿热内蕴型的带下。其症状为：阴道分泌物量多，色黄或黄绿如脓，或带血、或浑浊如泔米水，有臭秽气味，阴部瘙痒，小腹隐隐作痛，小便少且黄，可伴有口干、口苦、肛门灼热、大便黏腻而臭等湿热表现。舌红，苔黄腻。若会号脉，则能感觉到滑数的脉象。

选穴 / 定位

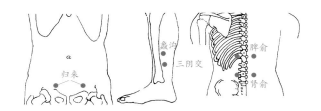

归来穴： 在下腹部，脐下4寸，前正中线两侧旁开2寸处。

三阴交穴： 小腿内侧，足内踝尖上3寸，胫骨内侧后方。

蠡沟穴： 在小腿内侧，内踝尖上5寸，胫骨内侧面中央。

脾俞穴： 在背部，第十一胸椎棘突下，两侧旁开1.5寸处。

肾俞穴： 在背部，第二腰椎棘突下，两侧旁开1.5寸处。

灸法

艾条雀啄灸或回旋灸，每穴10分钟，以局部皮肤红晕灼热为宜，每日1次，10次为1个疗程，灸至带下正常为止。

治疗原理

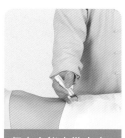

归来穴能止带止痛

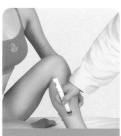

三阴交穴是女性艾灸常用穴位，灸三阴交穴能益气壮阳、健脾胃、益肝肾、调经带

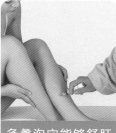

灸蠡沟穴能够舒肝理气、调经止带

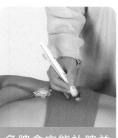

灸脾俞穴能补脾益血，使虚弱的气血得以补足

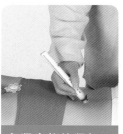

灸肾俞能补肾气，使虚弱的气血得以补足

第九节 | 肾精亏虚型不孕症

不孕症有两种：一种是指女子婚后，配偶生殖功能正常，夫妇同居两年或两年以上未避孕而未怀孕，为原发性不孕；另一种是曾经育过，其后同居未避孕两年或两年以上未再受孕者，称为继发性不孕。导致不孕症的原因极为复杂，除了先天生殖器官畸形所致不孕外，余下的可以按灸法辨证进行治疗。常见的有肾精亏虚和痰血淤阻两型。

肾精亏虚，则会造成气血不足，不能滋养任脉胞胎，从而导致不孕症。其症状为：多年不孕，经期尚可，量少色淡，面色灰白，形体消瘦。舌质淡红。若会号脉，则能感觉到沉细的脉象。

选穴 / 定位

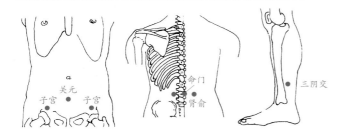

子宫穴： 在下腹部，脐下4寸，两侧旁开3寸处。

关元穴： 在腹部，前正中线上，脐下3寸处。

命门穴： 在腰部，后正中线上第二腰椎棘突（隆起的骨）下凹陷处。

肾俞穴： 在背部，第二腰椎棘突下，两侧旁开1.5寸处。

三阴交穴： 小腿内侧，足内踝尖上3寸，胫骨内侧后方。

灸法

三阴交穴艾条温和灸，其余穴艾炷无瘢痕灸，用黄豆大艾炷，每穴10壮，灸至局部皮肤灼热红晕，每日1次，10次为1个疗程。施灸最好在经期后开始，排卵期末结束。

治疗原理

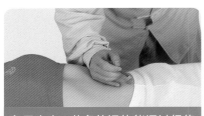

灸子宫穴，艾灸的温热能通过经络温补胞宫；关元穴是保健强壮要穴，艾灸关元穴能提升整体阳气

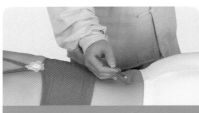

灸命门穴能强肾固本、温肾壮阳、强腰膝、固肾气；灸肾俞穴能补肾益精，肾精充足则气血生化有源

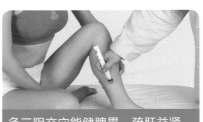

灸三阴交穴能健脾胃、疏肝益肾、调经血，促进生殖功能

第十节 | 痰血淤阻不孕症

痰血淤阻胞宫，从而使气血不能正常滋养胞胎，亦会导致不孕症。其症状为：多年不孕，经行腹痛，为胀痛或刺痛，量少色暗，有血块排出，此属气滞血淤的表现；若患者形体偏胖，带下量多，面色白，伴有心悸胸闷时呕者，此属痰浊淤阻胞宫。

选穴 / 定位

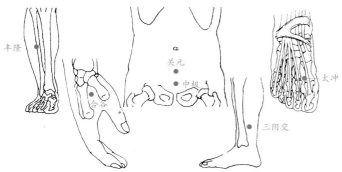

丰隆穴： 小腿前外侧，外踝尖向上8寸，距胫骨前缘2寸处。

关元穴： 在腹部，前正中线上，脐下3寸处。

中极穴： 在腹部，前正中线上，脐下4寸处。

合谷穴： 即通常所说的虎口，并拢拇指时肌肉隆起处。

太冲穴： 在足背侧，第一、第二跖骨间隙的后方凹陷处。

三阴交穴： 小腿内侧，足内踝尖上3寸，胫骨内侧后方。

灸法

合谷、太冲穴艾条温和灸，其余穴艾炷无瘢痕灸，每穴5~7壮，灸至局部皮肤灼热潮红，每日1次，10次为1个疗程，连续施灸3个疗程以上。

治疗原理

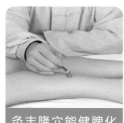

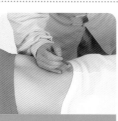

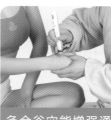

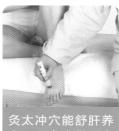

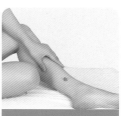

灸丰隆穴能健脾化痰、活络祛淤

灸中极穴益肾兴阳、通经、利水化痰

灸合谷穴能增强通经活络的功效

灸太冲穴能舒肝养血，肝血充足则血行有力，有利于逐瘀行血

灸三阴交穴能健脾胃、疏肝益肾、调经血，促进生殖功能

第十一节　气虚型子宫下垂

子宫下垂是指子宫从正常位置沿阴道下滑至阴道外口，甚至全部脱出阴道外的一种妇科疾病。此病多因产育过多，产道及附近组织过度松弛；或在分娩过程中，宫颈及子宫内的韧带损伤；或分娩后支持组织未能及时恢复正常所引起。常见的有气虚、肾虚两型。症状为：子宫下移或脱出阴道口外，劳累则加剧，小腹有下坠感，精神差，乏力，不想说话或语音低，面色差，小便次数多，带下量多、色白质稀。舌淡，苔薄白。若会号脉，则能感觉到缓弱的脉象。

选穴 / 定位

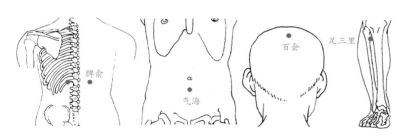

脾俞穴： 在背部，第十一胸椎棘突下，两侧旁开1.5寸处。

气海穴： 在腹部，前正中线上，脐下1.5寸处。

百会穴： 在头顶部，正中线上，两耳尖连线中点，或前发际正中直上5寸处。

足三里穴： 小腿前外侧，犊鼻穴下（膝盖骨下缘）3寸，距胫骨前缘约一横指处。

灸法

艾炷隔姜灸，用黄豆大艾炷施灸，每穴10壮以上，或用艾条温和灸，灸至局部皮肤灼热潮红，每日或隔日1次，10次为1个疗程，连续施灸5个疗程以上。

治疗原理

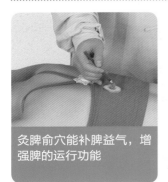

灸脾俞穴能补脾益气，增强脾的运行功能

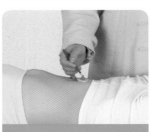

灸气海穴能温阳益气，气机得补，则脾的运行功能才能很好地发挥作用

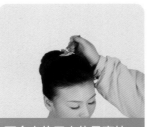

百会穴位于人体最高处，是诸阳脉交会的地方，灸百会穴能升清阳、举下陷

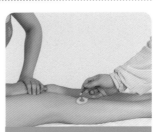

灸足三里穴能补脾益气，还能活血行气，从而使气血充足，脾的运行有足够能量

第十二节 | 肾虚型子宫下垂

　　肾为先天之本，肾虚会导致阳气的不足，阳气不足则清阳上升能量不够，亦会导致子宫下垂。其症状为：子宫下移或脱出阴道口外，有腰酸下坠感，小便次数多，夜间睡眠出汗、头晕耳鸣、腰膝酸软。舌淡，苔薄白。若会号脉，则能感觉到沉弱的脉象。

选穴 / 定位

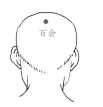 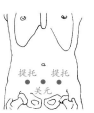 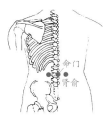

百会穴：在头顶部，正中线上，两耳尖连线中点，或前发际正中直上5寸处。

关元穴：在腹部，前正中线上，脐下3寸处。

命门：在腰部，后正中线上第二腰椎棘突（隆起的骨）下凹陷处。

肾俞穴：在腰部，第二腰椎棘突下，两侧旁开1.5寸处。

提托穴：在下腹部，脐下3寸，前正中线两侧旁开4寸处。

灸法

　　百会穴艾条温和灸，其余穴艾炷无瘢痕灸，用黄豆大艾炷，每穴20壮，灸至局部皮肤灼热红晕，每日1次，10次为1个疗程，连续施灸5个疗程以上。

治疗原理

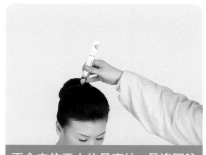

百会穴位于人体最高处，是诸阳脉交会的地方，灸百会能升清阳、举下陷

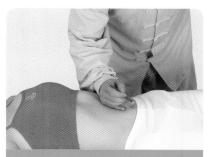

提托提托具有升提托起下垂内脏的功能，灸提托提托能够使子宫下垂得到有效的康复；灸关元穴能提升整体的阳气

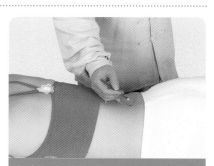

灸命门穴可强肾固本、温肾壮阳、强腰膝、固肾气；灸肾俞穴能补肾益阳

第十三节 | 更年期综合征

更年期综合征是指妇女在50岁左右绝经前后所出现的一系列症状。中医认为妇女"七七任脉虚，脉衰少，天癸竭"，此时出现的一系列症状根源于肾精亏虚所造成的五脏虚损。其症状为：眩晕、耳鸣，面色潮红，潮热汗出，精神疲倦，情绪烦躁，易怒，心悸，失眠，多梦，不思饮食，口干舌燥，腰膝酸软，背痛，月经异常等。

选穴 / 定位

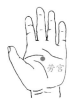 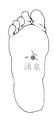 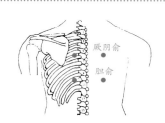

劳宫穴： 在手掌中，握拳时中指所指处。

涌泉穴： 在足底部，卷足时前部凹陷处，足底第二、第三趾趾缝纹头端与足跟连线的前1/3与后2/3交点上。

厥阴俞穴： 在背部，第四胸椎棘突下，两侧旁开1.5寸处。

胆俞穴： 在背部，第十胸椎棘突下，两侧旁开1.5寸处。

灸法

艾条温和灸，每穴10分钟，以局部红晕灼热为度，每日1次，8次为1个疗程，在更年期综合征期间皆可施灸。

治疗原理

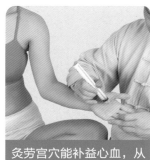

灸劳宫穴能补益心血，从而能滋养五脏

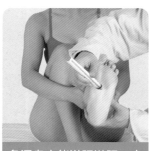

灸涌泉穴能滋阴潜阳、宁心安神，还能增精益髓、补肾壮阳，从根本上补虚损，同时还能引火归元，从而改善失眠等症状

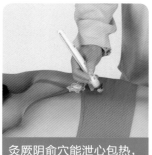

灸厥阴俞穴能泄心包热，从而益心补血

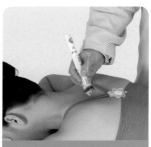

灸胆俞穴能理气活血、疏肝利胆，缓解更年期各种情绪问题

第十四节 | 实证阳痿

阳痿是指由劳伤心脾、纵欲过度或湿热下注所致的一种生殖系统疾病。大多数患者由精神、心理、神经功能、不良嗜好、慢性疾病等因素致病，如手淫、房事过度、神经衰弱、生殖腺功能不全、糖尿病、长期饮酒、过量吸烟等。现代医学的性神经衰弱以及感染性、慢性病引发的阳痿属于此列。根据病因不同，常见的有实证、虚证两型。实证阳痿多由肾精淤阻所致，其症状为：阴茎虽勃起，但时间短暂，每多早泄；阴囊潮湿、有异味，下肢酸重，小便赤黄，情绪抑郁或烦躁易怒。舌红，苔白或黄腻。若会号脉，则能感觉到濡数的脉象。

选穴 / 定位

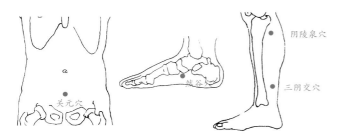

阴陵泉穴
然谷穴
三阴交穴
关元穴

关元穴：在腹部，前正中线上，脐下3寸处。

然谷穴：在足内侧缘，足舟骨粗隆下方，赤白肉际处（即足背深色皮肤与足底浅色皮肤交界处）。

阴陵泉穴：在小腿内侧，胫骨内侧髁后下方凹陷处。

三阴交穴：小腿内侧，足内踝尖上3寸，胫骨内侧后方。

灸法

艾条温和灸，每穴15～30分钟，以局部皮肤红晕灼热为度，每日或隔日1次，10次为1个疗程，可长期施灸。

湿热下注灸法	治疗原理	灸治时间 / 次数	疗程	材料	主治
艾条温和灸	灸关元穴能增强体质，使疏泄功能维持正常； 灸然谷穴能调节水火，清热利湿； 灸阴陵泉穴利水通淋、清利湿热、益肾调经、通经活络； 灸三阴交穴能健脾和胃化湿、疏肝益肾	10~30分钟，每日1次	10次	艾条若干	湿热下注

第十五节 | 虚证阳痿

虚证阳痿一般是由于肾阳亏虚，气血生化不足所导致。其症状为：行房前阴茎萎软不举或举而不坚，精液清冷或射精障碍，常伴有头晕目眩、腰酸耳鸣、畏寒肢冷、面色灰黯、眼圈黯黑、精神萎靡、夜尿多等。舌淡，苔薄白。若会号脉，则能感觉到细弱无力的脉象。

选穴 / 定位

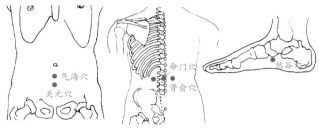

关元穴：在腹部，前正中线上，脐下3寸处。

气海穴：在腹部，前正中线上，脐下1.5寸处。

命门穴：在腰背部，后正中线上，第二腰椎棘突下凹陷处。

肾俞穴：在背部，第二腰椎棘突下，两侧旁开1.5寸处。

然谷穴：在足内侧缘，足舟骨粗隆下方，赤白肉际处（即足背深色皮肤与足底浅色皮肤交界处）。

灸法

艾条温和灸，每穴15~30分钟，灸至局部皮肤红晕灼热，每日或隔日1次，10次为1个疗程，可长期施灸。

肾阳亏虚灸法	治疗原理	灸治时间 / 次数	疗程	材料	主治
	灸命门穴能生发肾阳，让肾阳之火循经而行；灸肾俞穴补精益肾，使肾经气血生化有源	3壮，每周1次	3次，休息7日	艾炷若干	命门火衰肾阳亏虚
	灸气海穴能温阳益气、扶正固本、培元补虚	15~30分钟，每日或隔日1次	10次	艾条若干	命门火衰肾阳亏虚

第十六节 | 阴虚火旺型早泄

早泄是指由于阴虚火旺、阴阳两虚或紧张所引起的男子刚进行性交不久即射精，或阴茎未插入阴道即发生射精的病症，而影响正常的性生活。主要表现为性交时射精过早、过快。由于临床表现的不同，可分为阴虚火旺和阴阳两虚两大类。肾阴亏虚，阴不潜阳，虚火旺盛而致阴虚火旺型早泄。其症状为：欲念时起，阴茎易勃起，或举而不坚，性交时易早泄，梦遗滑精，伴有头晕目眩、心悸耳鸣、口燥咽干。舌红，少苔或无苔。若会号脉，则能感觉到弦数的脉象。

选穴 / 定位

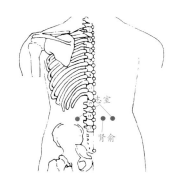 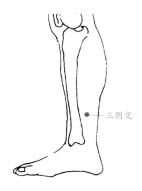 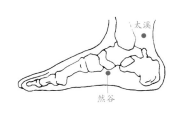

肾俞穴：在背部，第二腰椎棘突下，两侧旁开1.5寸处。

志室穴：在腰部，第二腰椎棘突下，旁开3寸处。

三阴交穴：小腿内侧，足内踝尖上3寸，胫骨内侧后方。

太溪穴：足内侧，内踝后方，内踝尖与跟腱的凹陷处。

然谷穴：足内侧缘，足舟骨粗隆下方，赤白肉际处（即足背部深色皮肤与足底浅色皮肤交界处）。

灸法

艾条温和灸，每穴10分钟，以局部皮肤红晕灼热为度，每日1次，10次为1个疗程，灸至症状好转后间隔施灸。

注意事项

➡ 施灸期间保持充足睡眠，避免过度运动，禁房事。

➡ 饮食尽量清淡，忌食酸辣等刺激性及煎炸食物。

➡ 若为精神紧张引起的早泄，夫妻双方可相互配合，放松紧张情绪。

第十七节 肾气不足型不育症

男性不育症是指夫妻同居两年或两年以上，有规律的性生活，女方身体健康而未避孕，因男性原因而引起不育者，称为男性不育症。现代医学的性功能障碍及性功能不全、死精症、无精症、少精症、精液不液化及男性高泌素症，均可参照本病治疗。男性不育症多以肾亏为主，可导致肾亏的原因有先天肾气不足、房劳过度、情绪因素、外感邪气、饮食不当、劳倦体虚、外伤损害、痰湿内阻等多种因素。常见的有肾气不足、肾阴阳两虚两种类型。

肾气为生命活动提供原动力，肾气不足，则身体机能减退，从而导致不育。其症状为：性欲冷淡，或伴阳痿，性交时精液量少、精液清稀或无精液射出，平时怕冷、四肢凉、面色白，精神不振，困倦乏力，头晕目眩，耳鸣，脱发，腰膝酸软，小便清长。舌色淡，舌体胖大。

选穴 / 定位

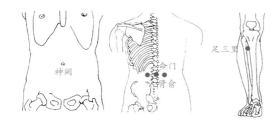

肾俞穴：在背部，第二腰椎棘突下，两侧旁开1.5寸处。

命门穴：在腰背部，后正中线上，第二腰椎棘突下凹陷处。

神阙穴：在腹部，前正中线上，肚脐凹陷处。

足三里穴：小腿前外侧，犊鼻穴（膝盖骨下缘）下3寸，距胫骨前缘约一横指处。

灸法

艾条温和灸，每穴15分钟，每日1次，10次为1个疗程，需耐心长期坚持施灸。

肾气不足灸法	治疗原理	灸治时间 / 次数	疗程	材料	主治
	灸命门穴可强肾固本，温肾壮阳、强腰膝、固肾气；灸肾俞穴能补肾益精，从而补益气血；灸足三里穴能促进气血运行，并能健脾补胃、增强正气	3~5壮，每日1次	30次	艾炷若干	肾气不足

第十八节 | 肾阴阳两虚型不育症

肾阴阳两虚会导致全身气血虚弱，无法滋养全身，从而导致身体机能下降，以致不育。其症状为：性欲低下，或伴有阳痿、遗精，精液稀少，严重者无精。平时面色㿠白，气虚无力，怕冷、小腹尤甚，声音低弱，易头晕，腰膝酸软，耳鸣，自汗盗汗，失眠多梦。

选穴 / 定位

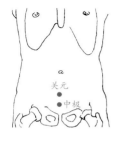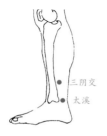

关元穴： 在腹部，前正中线上，脐下3寸处。
中极穴： 在腹部，前正中线上，脐下4寸处。
太溪穴： 足内侧，内踝后方，内踝尖与跟腱的凹陷处。
三阴交穴： 小腿内侧，足内踝尖上3寸，胫骨内侧后方。

灸法

关元穴、中极穴艾炷隔姜灸，将生姜切成2毫米厚的生姜片，然后在生姜片上扎出10个以上分布均匀的小孔，上置如黄豆大小艾炷施灸，每穴3壮以上，每日或隔日1次；太溪穴、三阴交穴艾条温和灸，每穴15分钟，以局部皮肤红晕温热为度，每日1次，10次为1个疗程，需耐心长期坚持施灸。

肾精亏乏灸法	治疗原理	灸治时间 / 次数	疗程	材料	主治
	关元穴是人体健壮大穴之一，灸关元穴能温暖下元、补阳益气；灸中极穴能温经益血，从而补阴阳之虚	3~5壮，每日1~2次	30次	艾炷若干 姜片若干	肾精亏乏

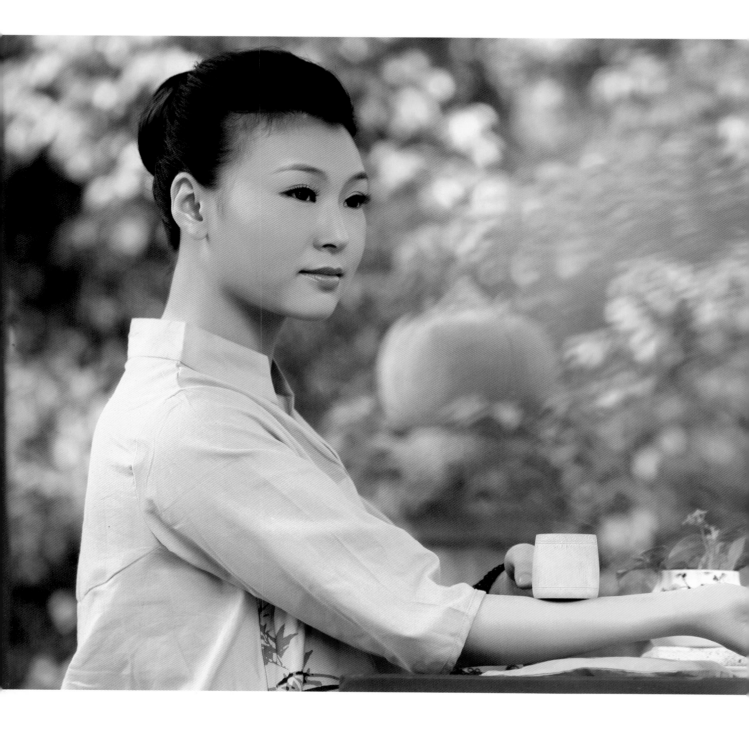

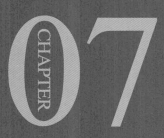

CHAPTER 07

标本兼治，皮肤科、
五官科常见病一扫光

　　皮肤科疾病总是那么纠缠难愈，不仅让人痛苦难耐，往往还会搞得你很没有'面子'。选择天然而温和的绿色艾灸疗法，标本兼顾，解决皮肤问题，让生活更加美好。

　　五官是评判人体容貌进而去探索其内在人格、精神、脾性、气质的主要参照，五官的疾病不仅会妨碍我们感知生活，还直接影响到别人对自己的评价以及自己的心理和生理健康。艾灸可以治疗眼科、口腔科、耳鼻喉科等常见病，还你眉目传情的灵动。

144

第一节 | 肺经蕴热型痤疮

痤疮是指人体面部、胸部、肩颈部、背项部的局部皮肤表面出现的形如粟米，分散独立，分布与毛孔一致的小丘疹或黑头丘疹，成熟的丘疹用力挤压，可见有白色米粒样的指栓溢出，且此愈彼起，反复出现。本病也可因过食辛辣、高脂肪、高糖类食物，消化不良、上火或熬夜等因素而引发。在青春期过后，约30岁大多可自然痊愈。常见的有肺经蕴热、胃肠湿热两型。

肺经蕴热，热邪会循经而上，从皮肤处溃破而出，其症状为：粉刺初起，红肿疼痛，面部瘙痒，或有口渴，小便黄，大便干燥。舌红，苔薄黄。若会号脉，则能感觉到浮数的脉象。

选穴 / 定位

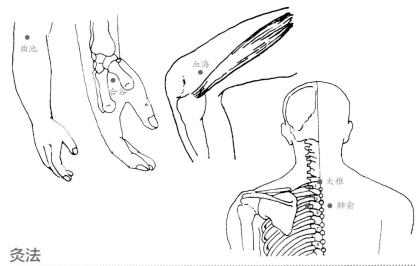

曲池穴： 屈肘，肘横纹外侧端（拇指一侧）肱骨处上髁内缘凹陷处。

合谷穴： 即通常所说的虎口，并拢拇指时肌肉隆起处。

血海穴： 大腿内侧，距膝盖骨内侧的上角上2寸处，约一个大拇指指节对应指尖压痛处。

大椎穴： 后正中线上，第七颈椎棘突（即低头时颈背最突起的骨头）下凹陷中。

肺俞穴： 在背部，第三胸椎棘突下，旁开1.5寸处。

灸法

艾条雀啄灸，艾条距皮肤0.5~1厘米，会产生一阵阵的灼热感，每穴10~15分钟，以皮肤红晕灼热为度，每日1次，10次为1个疗程，施灸时注意按照手法操作，灸至痤疮消退为止。

注意事项

➥ 饮食尽量清淡，忌食酸辣等刺激性及煎炸食物，多食水果，保持大便通畅。
➥ 保持情绪乐观，尽量避免抑郁情绪。
➥ 保持充足睡眠，避免过度疲劳。

治疗原理

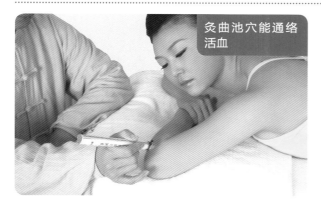

灸曲池穴能通络活血

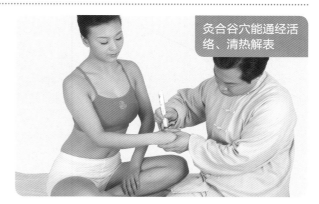

灸合谷穴能通经活络、清热解表

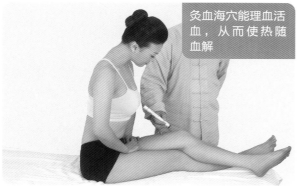

灸血海穴能理血活血，从而使热随血解

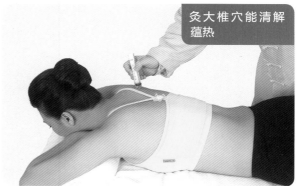

灸大椎穴能清解蕴热

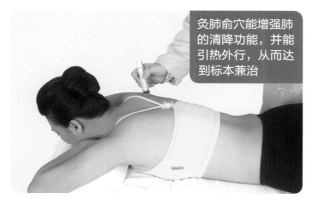

灸肺俞穴能增强肺的清降功能，并能引热外行，从而达到标本兼治

第二节 | 胃肠湿热型痤疮

胃肠湿热型痤疮多因患者嗜食肥甘之品，致脾胃积湿生热，湿热上壅而致。其症状为：粉刺此起彼伏，连绵不断，可以挤出黄白色碎米粒样脂栓，或有脓液，颜面出油光亮，伴口臭口苦，食欲时好时坏，大便秘结或黏滞不爽，臭秽。舌红，苔黄腻。若会号脉，则能感觉滑数脉象。

选穴 / 定位

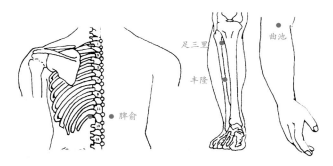

脾俞穴： 在背部，第十一胸椎棘突下，两侧旁开1.5寸处。

足三里穴： 小腿前外侧，犊鼻下（膝盖骨下缘）3寸，距胫骨前缘约一横指。

曲池穴： 屈肘，肘横纹外侧端(拇指一侧)，肱骨外上髁内缘凹陷处。

丰隆穴： 小腿前外侧，外踝尖向上8寸，距胫骨前缘2寸处。

灸法

艾条温和灸，每穴15分钟，以皮肤红晕温热为度，每日1次，8次为1个疗程，灸至痤疮消退，大便正常为止。

治疗原理

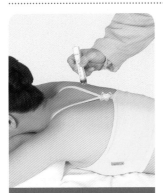

灸脾俞穴能健脾，从而增强脾的运化功能

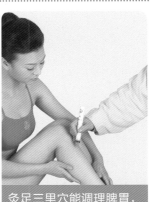

灸足三里穴能调理脾胃，促进气血运行

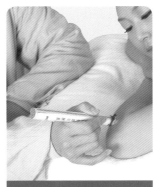

灸曲池穴能清胃肠热、通络活血

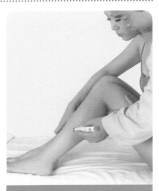

灸丰隆穴能健脾和胃，并可化解痰湿聚集

第三节 | 脾虚型湿疹

　　湿疹是一种常见的过敏性炎症性皮肤病，好发于四肢曲侧、手、面、肛门、阴囊等处。本病常因接触过敏源而引发，如化学粉尘、丝毛织物、油漆、药物等。此外，强日晒、风寒、潮湿等也会引发。脾虚则运化无力，从而不能将体内水湿及时运化，遇外邪则湿气易从皮肤溃破而出，从而导致湿疹。其症状为：

　　皮肤黯淡不红，湿疹如水疱，隐在皮肤内，只有挠痒后才见渗水，后期干燥脱屑；多见面色差，饮食不香，大便次数多且质地清稀，小便不黄，或有腹胀等脾胃症状。舌淡，苔薄白腻。若会号脉，则能感觉细滑的脉象。

选穴 / 定位

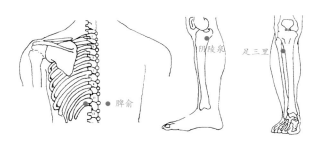

阿是穴：湿疹发生的部位。

脾俞穴：在背部，第十一胸椎棘突下，两侧旁开1.5寸处。

阴陵泉穴：在小腿内侧，胫骨内侧髁后下方凹陷处（从踝关节后方，沿骨的边缘向上推行至尽头处即是穴位）。

足三里穴：小腿前外侧，犊鼻穴下（膝盖骨下缘）3寸，距胫骨前缘约一横指处。

灸法

　　阿是穴可用小艾炷在湿疹周围边缘围灸，湿疹范围大者可于中心灸3～5壮；其他穴可艾条温和灸，每穴15分钟，以皮肤红晕灼热为度，每日1～2次，灸至湿疹完全消失为止。

治疗原理

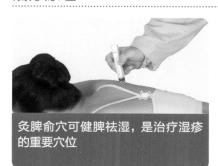

灸脾俞穴可健脾祛湿，是治疗湿疹的重要穴位

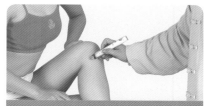

阴陵泉穴是脾经的穴位，可健脾祛湿、清热疏风，能调理湿疹等皮肤过敏问题

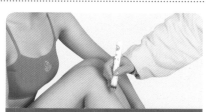

灸足三里穴能益气、壮阳、健脾胃、益肝肾，先天后天得补，则阴阳自然调和

148

第四节 | 湿热型湿疹

湿热蕴于体内，遇外邪则湿热随皮肤溃破而出，出现湿热型的湿疹，其症状为：发病迅速，皮肤灼热红肿，或见大片红斑、丘疹、水疱，渗水多，甚至黄水淋漓，质黏而有腥味，结疤后如松脂，可因挠痒太甚而皮肤剥脱一层，大便偏干，小便黄。舌红，苔黄腻。若会号脉，则能感觉到滑数的脉象。

选穴 / 定位

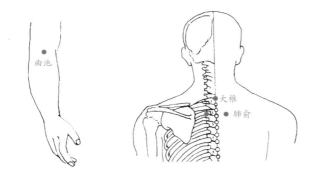

阿是穴：湿疹发生的部位。

曲池穴：屈肘，肘的横纹外侧端（拇指一侧）肱骨外上髁内缘凹陷处中。

肺俞穴：在背部，第三胸椎棘突下，旁开1.5寸处。

大椎穴：后正中线上，第七颈椎棘突（即低头时颈背最突起的骨头）下凹陷中。

灸法

阿是穴可用小艾炷在湿疹周围边缘围灸，湿疹范围大者可于中心灸3～5壮；其他穴可用艾条温和灸，每穴15分钟，以皮肤红晕灼热为度，每日1～2次，灸至湿疹完全消失为止。

治疗原理

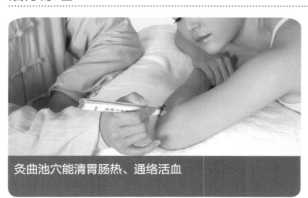

灸曲池穴能清胃肠热、通络活血

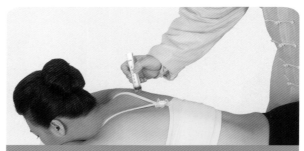

灸大椎穴能清热解表，达到表里同治；灸肺俞穴能增强肺的发散功能，从而使外邪从皮肤散发而解

第五节 | 风湿热型牛皮癣

　　"牛皮癣"是以阵发性皮肤瘙痒和肥厚呈苔藓样变为特征的慢性皮肤炎症，多见于成年人。好发于颈项部、肘膝关节处，中医称之为"摄领疮"，又因皮肤增厚发生苔藓样变，如牛颈之皮，厚而坚硬，故又称"牛皮癣""顽癣"，相当于西医的"神经性皮炎"，但与西医的"牛皮癣"（即银屑病）不同。常见的有风湿热和血虚风燥两型。风湿热蕴于体内感受外邪，或者体内有湿热，感受风邪均可导致风湿热型牛皮癣，其症状为：可见牛皮癣处潮红、糜烂、湿润和血痂。

选穴 / 定位

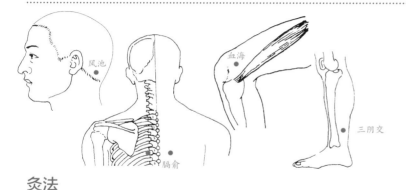

阿是穴： 即牛皮癣患处。

风池穴： 在项部，枕骨下缘，胸锁乳突肌与斜方肌之间的凹陷处。

血海穴： 大腿内侧，距膝盖骨内侧的上角上2寸处，约一个大拇指指节对应指尖压痛处。

膈俞穴： 在背部，第七胸椎棘突下，旁开1.5寸处。

三阴交穴： 小腿内侧，足内踝尖上3寸，胫骨内侧后方。

灸法

　　膈俞穴用艾炷无瘢痕灸，其余穴用艾条温和灸，主要在患处施灸，每穴15分钟，以皮肤红晕灼热为度，每日1次，10次为1个疗程，应长期保健施灸。

治疗原理

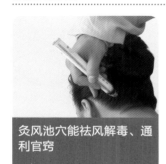

灸风池穴能祛风解毒、通利官窍

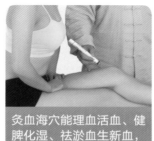

灸血海穴能理血活血、健脾化湿、祛淤血生新血，使风湿热能随血行而行

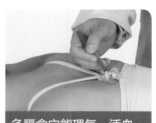

灸膈俞穴能理气、活血、通脉

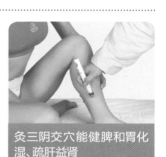

灸三阴交穴能健脾和胃化湿、疏肝益肾

第六节 | 血虚风燥型牛皮癣

血虚则不能滋养荣濡肌肤，则皮肤干燥无华，此时感受风邪则会导致血虚风燥型牛皮癣。其症状为：病程长，局部干燥、肥厚、脱屑，状如牛领之皮。

选穴 / 定位

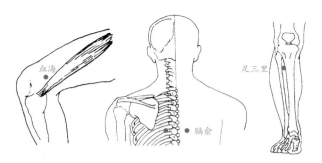

阿是穴：即牛皮癣患处。

血海穴：大腿内侧，距膝盖骨内侧的上角上2寸处，约一个大拇指指节对应指尖压痛处。

膈俞穴：在背部，第七胸椎棘突下，旁开1.5寸处。

足三里穴：小腿前外侧，犊鼻穴下（膝盖骨下缘）3寸，距胫骨前缘约一横指处。

灸法

用艾条温和灸，主要在患处施灸，每穴15分钟，以皮肤红晕灼热为度，每日1次，10次为1个疗程，应长期保健施灸。

治疗原理

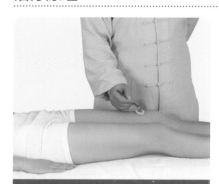

灸血海穴能理血活血，祛淤血、生新血

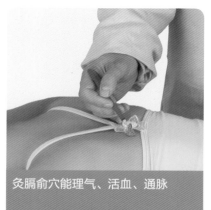

灸膈俞穴能理气、活血、通脉

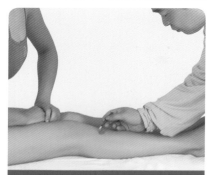

灸足三里穴可以补益气血、健脾补胃、扶正培元，从根本上解决血虚问题

第七节 | 视力下降

视力低于1.0为视力减退，0.3以下为低视力，表现为视力模糊、视物不清，或者不能辨别远处或近处物体或微小细节。中医认为："肝藏血，主筋，开窍于目。"凡是非外伤所致的视力下降，都是源于肝血不足。同时"肝肾同源"，肾水充足，方能涵养肝木。肝血充足，方能上荣于眼。所以，视力下降以滋补肝肾，养血明目为主。

选穴 / 定位

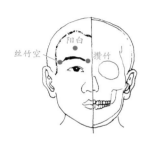
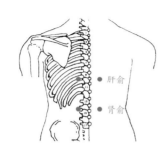

攒竹穴：在面部，正好在眉头凹陷中，眶上切迹处。

丝竹空穴：在面部，正好在眉梢凹陷处。

阳白穴：在前额部，当瞳孔直上，眉上1寸处。

肝俞穴：在背部，当第九胸椎棘突下，旁开1.5寸处。

肾俞穴：在腰部，当第二腰椎棘突下，旁开1.5寸处。

灸法

肝俞、肾俞穴艾炷无瘢痕灸，其余穴艾条温和灸，每穴10~15分钟，每日1次，10次为1个疗程，间隔3日左右，进入下一个疗程。

治疗原理

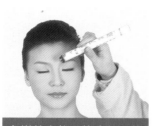
灸攒竹穴能吸热生气，能量充足则血行通畅

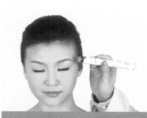
灸丝竹空穴能促使眼周气血畅通，气血上荣至眼睛

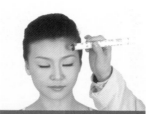
灸阳白穴能促进气血运行

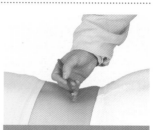
灸肝俞穴能益肝明目，并使肝经疏泄正常；灸肾俞穴能补肾益精，使肝血生化有源、血气充足

152

第八节 | 实证耳鸣、耳聋

耳聋、耳鸣是听觉异常的两种症状，耳鸣可以单见，但耳聋必伴耳鸣。现代医学认为引发耳鸣的原因有很多，常见的有药物中毒、急性传染病、噪声损伤、颅脑外伤及老年性耳鸣；而耳聋常因内耳迷路炎、中耳炎、耳硬化、耳内肿瘤、药物中毒、内耳震荡及老年性耳聋等引发。中医辨证则有虚证和实证之分。

实证耳鸣、耳聋因肝胆风火上逆少阳经气闭阻而致。起病突然，耳鸣如潮涌雷鸣，听力减退或丧失，痛苦难忍，或伴有暂时眩晕，可伴鼻塞流涕，或有头痛、耳胀闷，面红目赤，口苦，鼻咽发干，或有恶寒发热，身疼易怒，便秘尿黄。舌淡红，苔薄黄。若会号脉，则能感觉到数脉的脉象。

选穴 / 定位

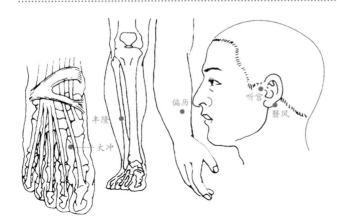

太冲穴： 在足背侧，第一、第二跖骨间隙的后方凹陷处。

丰隆穴： 小腿前外侧，外踝尖向上8寸，距胫骨前缘2寸处。

翳风穴： 耳垂根部后方，乳突与下颌骨之间凹陷处。

听宫穴： 在面部侧面，耳屏前（耳腔前突起的小软骨），张口时凹陷处上缘。

偏历穴： 在前臂背侧，腕横纹上3寸，两骨之间凹陷偏拇指侧处。

灸法

艾条雀啄灸，每穴10分钟，以皮肤红晕温热为度，每日1次，10次为1个疗程，灸至耳鸣消失，听力恢复正常为止。

注意事项

➡ 施灸期间保持充足睡眠，避免过度劳累，禁房事。

➡ 饮食尽量清淡，实证患者忌食酸辣等刺激性及煎炸食物；虚证患者可多吃滋阴的食品，如牡蛎、鸭蛋等。

➡ 耳鸣患者应保持乐观情绪，多参加户外活动以放松心情，转移注意力则耳鸣可减轻。

治疗原理

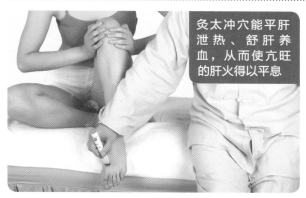

灸太冲穴能平肝泄热、舒肝养血，从而使亢旺的肝火得以平息

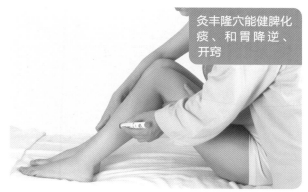

灸丰隆穴能健脾化痰、和胃降逆、开窍

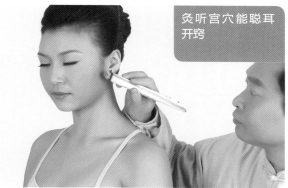

灸听宫穴能聪耳开窍

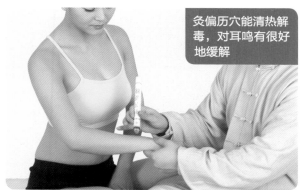

灸偏历穴能清热解毒，对耳鸣有很好地缓解

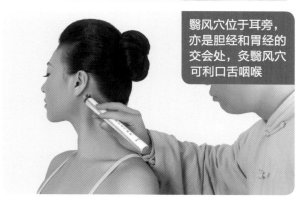

翳风穴位于耳旁，亦是胆经和胃经的交会处，灸翳风穴可利口舌咽喉

温馨小贴士

　　施灸时应时刻关注病人的感受，尤其是对于皮肤感觉迟钝者或小儿，施灸者可以用食指和中指置于施灸部位两侧，以感知施灸部位的温度，做到既不致烫伤皮肤，又能获得好的效果。

154

第九节 | 虚证耳鸣、耳聋

虚证多因气虚血滞、肾精亏虚、耳失濡养所致。起病较缓，耳鸣声如蝉鸣，音调较低，听力减退较轻，腰膝酸软，失眠多梦等。

选穴 / 定位

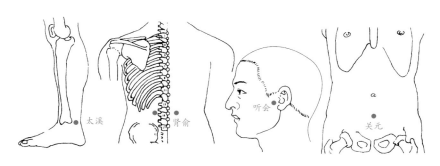

太溪穴： 足内侧，内踝后方，内踝尖与跟腱的凹陷处。

肾俞穴： 在背部，第二腰椎棘突下，两侧旁开1.5寸处。

听会穴： 在面部侧面，耳屏前（耳腔前突起的小软骨），张口时凹陷处下缘。

关元穴： 在腹部，前正中线上，脐下3寸处。

灸法

艾条温和灸，每穴15分钟，以皮肤红晕温热为度，每日1次，10次为1个疗程，灸至耳鸣消失，听力恢复正常为止。

治疗原理

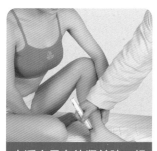

太溪穴具有补肾益脑、畅通气机的功效，对于精血不能上充于耳所引起的耳鸣有很好疗效

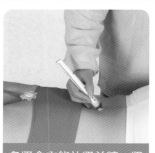

灸肾俞穴能补肾益精，肾开窍于耳，肾精充足则能濡养耳目从而益耳开聪

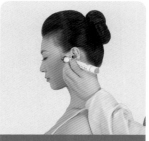

听会位于耳屏前，灸听会穴能促进耳部血液循环，使气血能至病所

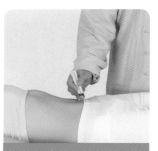

灸关元穴能很好地温暖下元、补气益肾

第十节 | 风寒外袭过敏性鼻炎

过敏性鼻炎又称变态反应性鼻炎，是身体对某些过敏源的敏感性异常增高而出现的一种以鼻黏膜病变为主要特征的异常反应。

现代医学认为，本病与过敏变态反应体质、精神失调、内分泌失调等因素有关，常因气温变化、化学气体、刺激性气味、烟尘花粉、药物反应等引发。一般分为风寒外袭和脾肾亏虚两型。

风寒外袭是由于风寒入袭所导致，其症状为：鼻痒、喷嚏频频，鼻涕连续不断、质清稀，嗅觉减退，伴有头晕乏力、怕寒、口淡，多在天气变化或感冒时候症状加重。罕见症状为：病初为阵发性鼻痒，继之连续喷嚏，少则一次几个，多则几十个，急性发作时，常有多量水样鼻涕流出、间歇性或赓续性鼻塞，还可出现嗅觉减退、头痛、耳鸣、流泪等症状。舌淡红，苔薄白。若会号脉，则能感觉到浮紧的脉象。

选穴 / 定位

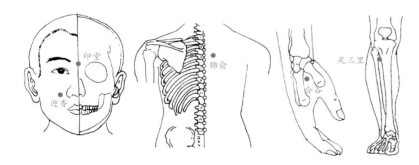

迎香穴：鼻翼外缘0.5厘米处。

印堂穴：两眉头连线的中点处。

肺俞穴：在背部，第三胸椎棘突下，两侧旁开1.5寸处。

合谷穴：即通常所说的虎口，并拢拇指时肌肉隆起处。

足三里穴：小腿前外侧，犊鼻穴下（膝盖骨下缘）3寸，距胫骨前缘约一横指处。

灸法

艾条温和灸，每穴15分钟，以皮肤红晕温热为度，每日1次，10次为1个疗程，平时经常保健施灸。

注意事项

➡ 艾灸对改善鼻道的通气功能较为迅速。

➡ 应注意适当休息，尽量吃易消化且富有营养的食物，多喝热开水，保持大便通畅。

➡ 过敏性鼻炎应积极查找过敏源，避免接触。

➡ 经常锻炼身体，适当户外运动，增强抵抗力。

➡ 积极治疗上呼吸道疾病。

治疗原理

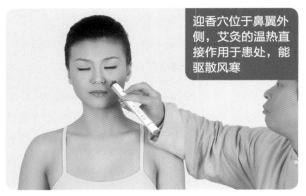

迎香穴位于鼻翼外侧，艾灸的温热直接作用于患处，能驱散风寒

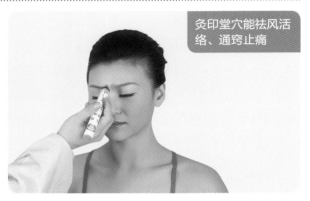

灸印堂穴能祛风活络、通窍止痛

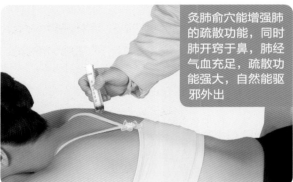

灸肺俞穴能增强肺的疏散功能，同时肺开窍于鼻，肺经气血充足，疏散功能强大，自然能驱邪外出

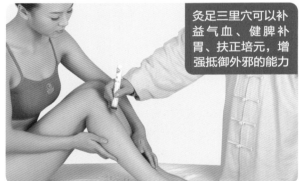

灸足三里穴可以补益气血、健脾补胃、扶正培元，增强抵御外邪的能力

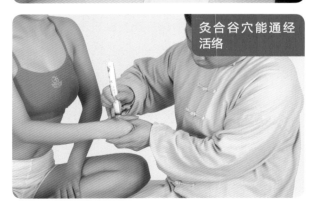

灸合谷穴能通经活络

温馨小贴士

　　艾灸是用火的，所以要特别注意防火，尤其是现代人的衣物大多是化纤、羽绒等质地的，很容易燃着，因此，施灸时一定要提高警惕，注意防止落火，尤其是用艾炷灸时，更要小心，以防艾炷翻滚脱落。用艾条灸也要注意灸后灭火。

第十一节 脾肾亏虚过敏性鼻炎

脾肾亏虚则气血生化无源，抗病邪的能力也较弱，遇外邪则鼻炎发作，其症状为：症状反复发作，时好时坏，缠绵不愈，见鼻痒、鼻流涕，伴有食欲不振、腰膝酸软、潮热盗汗。舌淡胖，苔白。若会号脉，则能感觉到沉细弱的脉象。

选穴 / 定位

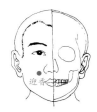 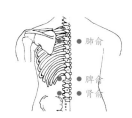

肺俞
脾俞
肾俞

迎香

迎香穴： 鼻翼外缘0.5厘米处。

脾俞穴： 在背部，第十一胸椎棘突下，两侧旁开1.5寸处。

肾俞穴： 在背部，第二腰椎棘突下，两侧旁开1.5寸处。

肺俞穴： 在背部，第三胸椎棘突下，两侧旁开1.5寸处。

灸法

艾条温和灸，每穴15分钟，以穴位皮肤红晕温热为度，每日1次，10次为1个疗程，平时经常保健施灸。或用艾炷隔姜灸，将生姜切成2毫米厚的生姜片，然后在生姜片上扎出10个以上分布均匀的小孔，上置如黄豆大小艾炷施灸，迎香穴5～7壮，肾俞、脾俞、肺俞三穴可选其中两穴每次5～7壮，每日或隔日1次，10次为1个疗程，平时经常保健施灸。

治疗原理

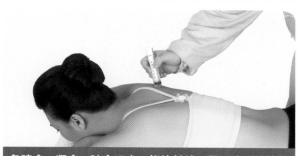

灸脾俞、肾俞、肺俞三穴，能补益脾、肾、肺三脏的气血，使脾肾亏虚得补，肺气强健，自然病邪不能侵害

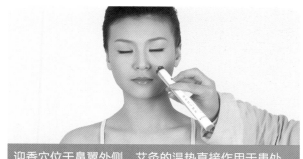

迎香穴位于鼻翼外侧，艾灸的温热直接作用于患处，能驱邪外出

第十二节 | 实证咽炎

咽炎属中医的喉痹范畴，多因嗜好食辛热、过度饮酒、热毒蕴积肺胃、或阴液耗损、虚火内生、上犯咽喉所致的一种急慢性呼吸道疾病。根据临床表现的差异可分为实证与虚证。

实证多因热毒蕴积所导致，其症状为：发病较急，咽喉感觉疼痛难忍，如有物堵在喉间，吞咽困难，口气腥臭，常诱发风热感冒。舌红，苔薄。若会号脉，则能感觉到浮数的脉象。

选穴 / 定位

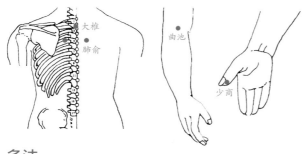

大椎穴：后正中线上，第七颈椎棘突（即低头时颈背最突起的骨头）下凹陷中。

曲池穴：屈肘，肘的横纹外侧端（拇指一侧），肱骨外上髁内缘凹陷处。

肺俞穴：在背部，第三胸椎棘突下，旁开1.5寸处。

少商穴：在距离拇指指甲根部外侧（即远离食指侧）角1毫米处，平对指甲根部线上。

灸法

艾条雀啄灸，即像麻雀进食时头部一上一下地运动，艾条距皮肤最近0.5~1厘米，从而产生一阵阵的灼热感，每穴10~15分钟，以皮肤红晕灼热为度，每日2次，痊愈即止。

治疗原理

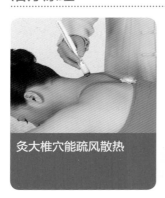
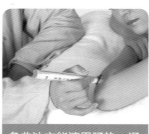
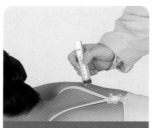
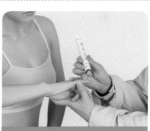

灸大椎穴能疏风散热

灸曲池穴能清胃肠热、通络活血

灸肺俞穴能补益肺经气血，促使湿热外散

灸少商穴能解表清热，通利咽喉，对咽喉疼痛有很好的治疗效果

第十三节 | 虚证咽炎

虚证咽炎是因阴液耗损，虚火内生，上犯咽喉所致。其症状为：发病较缓，喉痛不甚，但迁延不愈，咽痒难受，可伴有失眠多梦，烦热不解。舌红，苔少。若会号脉，则能感觉到细数的脉象。

选穴 / 定位

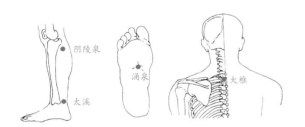

太溪穴：足内侧，内踝后方，内踝尖与跟腱的凹陷处。

涌泉穴：在足底部，卷足时前部凹陷处，足底第二、第三趾趾缝纹头端与足跟连线的前1/3与后2/3交点上。

阴陵泉穴：在小腿内侧，胫骨内侧髁后下方凹陷处（从踝关节后方，沿骨的边缘向上推行至尽头处即是穴位）。

大椎穴：后正中线上，第七颈椎棘突（即低头时颈背最突起的骨头）下凹陷中。

灸法

艾条温和灸，每穴10分钟，以皮肤红晕温热为度，每日1次，8次为1个疗程，应时常保健施灸。

治疗原理

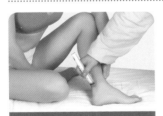

灸太溪穴能益气壮阳、滋阴益肾、壮阳强腰，从根本上补虚益肾，水火交泰，则虚火得解

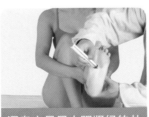

涌泉穴是足太阴肾经的井穴，位于足底，灸涌泉穴能引火归元

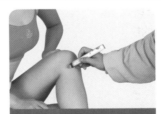

灸阴陵泉穴能健脾理气、益肾、通经活络

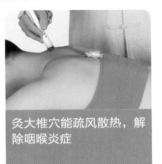

灸大椎穴能疏风散热，解除咽喉炎症

注意事项

➡ 饮食尽量清淡，忌食酸辣等刺激性及煎炸食物。
➡ 平时多进行体育锻炼，增强体质。

第十四节 | 风热牙痛

牙痛是口腔疾病常见症状之一，中医认为风热侵袭、胃火上犯、阴虚火旺均可引起牙痛。现代医学的牙髓炎、牙周炎、冠周炎、干槽症及牙外伤引起的牙痛，均可按本病灸法治疗。常见的有风热侵袭和胃火上犯两型。

风热侵袭，火热郁积在牙龈处，淤阻了脉络，导致牙痛，其症状为：牙龈红肿，牙齿疼痛，遇冷痛减，遇热痛甚，常伴有轻微发热恶风、口渴舌干。

选穴 / 定位

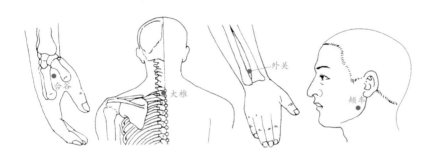

合谷穴： 即通常所说的虎口，并拢拇指时肌肉隆起处。

大椎穴： 在背部，后正中线上，第七颈椎棘突（即低头时颈背最突起的骨头）下凹陷中。

外关穴： 在前臂背侧，腕横纹上2寸，两尺桡骨之间凹陷处。

颊车穴： 在面侧部，当咬紧牙关时，肌肉隆起处。

灸法

艾条雀啄灸，即像麻雀进食时头部一上一下地运动，艾条距皮肤最近0.5~1厘米，从而产生一阵阵的灼热感，每穴10~15分钟，以皮肤红晕温热为度，每日1次，7次为1个疗程，痛止即止。

治疗原理

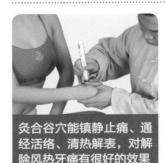

灸合谷穴能镇静止痛、通经活络、清热解表，对解除风热牙痛有很好的效果

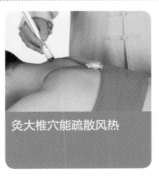

灸大椎穴能疏散风热

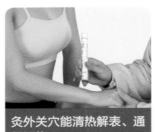

灸外关穴能清热解表、通经活络

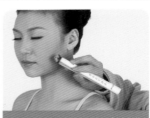

颊车穴位于牙关处，灸颊车穴能祛风清热、开关通络，对解除牙痛有很好的效果

第十五节 | 胃火牙痛

胃经蕴热，火热内蕴上攻牙齿会导致牙痛，其症状为：牙齿疼痛剧烈，牙龈肿胀或渗脓血，肿胀可波及整个腮颊，可伴有头痛、口渴、口臭、大便秘结、身热汗出。

选穴 / 定位

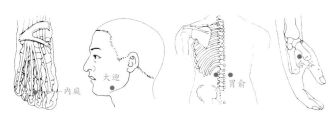

内庭穴： 足背第二、三跖趾关节间前方凹陷处。

大迎穴： 在面侧部，当嘴角外斜下，可触及动脉搏动处即是。

胃俞穴： 在背部，第十二胸椎棘突下，两侧旁开1.5寸处。

合谷穴： 即通常所说的虎口，并拢拇指时肌肉隆起处。

灸法

艾条雀啄灸，即像麻雀进食时头部一上一下地运动，艾条距皮肤最近0.5～1厘米，从而产生一阵阵的灼热感，每穴10～15分钟，以皮肤红晕灼热为度，每日1次，7次为1个疗程，可配合放血疗法，痛止即止。

治疗原理

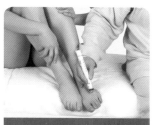

灸内庭穴能清泻胃火、理气止痛，对胃火牙痛能表里兼治

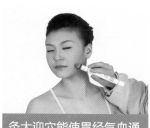

灸大迎穴能使胃经气血通畅而止痛

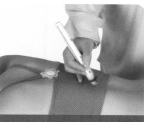

灸胃俞穴能和胃健脾、理中降逆

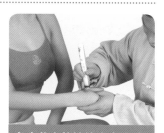

灸合谷穴能镇静止痛、通经活络，对治疗牙痛有良效

注意事项

➡ 牙痛肿胀明显灸治无效时，应及时就医。

➡ 饮食尽量清淡，忌食酸辣等刺激性及煎炸食物。

图书在版编目（CIP）数据

零基础学会艾灸 / 刘红主编 . -- 南京：江苏凤凰
科学技术出版社 , 2015.3
ISBN 978-7-5537-3860-4

Ⅰ . ①零… Ⅱ . ①刘… Ⅲ . ①艾灸 – 基本知识 Ⅳ .
① R245.81

中国版本图书馆 CIP 数据核字 (2014) 第 223854 号

零基础学会艾灸

主　　　编	刘　红	
责 任 编 辑	樊　明　　葛　昀	
责 任 监 制	曹叶平　　周雅婷	

出 版 发 行	凤凰出版传媒股份有限公司 江苏凤凰科学技术出版社
出版社地址	南京市湖南路 1 号 A 楼，邮编：210009
出版社网址	http://www.pspress.cn
经　　　销	凤凰出版传媒股份有限公司
印　　　刷	北京旭丰源印刷技术有限公司

开　　　本	718mm×1000mm　 1/12
印　　　张	13.5
字　　　数	150千字
版　　　次	2015年3月第1版
印　　　次	2015年3月第1次印刷

标 准 书 号	ISBN 978-7-5537-3860-4
定　　　价	39.80元

图书如有印装质量问题，可随时向我社出版科调换。

凤凰含章

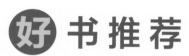

好书推荐

用图文诠释现代阅读之美
打造图文生活书畅销品牌

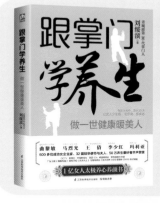

跟掌门学养生：做一世健康暖美人

作　者：刘绥滨
定　价：36.00 元

推广全球 50 余国，数十万人练习推荐
改善女人体质，维持女人正常体温，还女人一世健康

青城派第 36 代掌门人刘绥滨亲身传授，每次 3 分钟，坚持 30 天，让女人身体好、心情好、睡眠好、缓衰老。不一样的太极养生法，比一般养生术更易入门、更快见效，特别针对女性手脚冰凉、宫寒、脾胃虚、乳腺疾病、子宫疾病均有干预作用，坚持就能帮助女人预防乳腺癌及其他各类癌症。

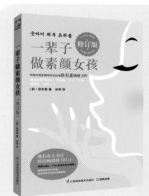

一辈子做素颜女孩（修订版）

作　者：［韩］徐东惠
定　价：29.80 元

肌肤改善率 97.2% 的韩国第一美容书
韩国 MBC、YTN 电视台官方推荐
世界皮肤外科学会，美国皮肤科学会权威推荐

韩国女明星御用美容医师徐东惠倾情力作，彻底拯救青春痘、黑眼圈、黑头、红潮、脂肪纹、疤痕……专业医师亲授积淀数年的美容经验，为您提供如何后天养成完美肌肤、素面朝天也美丽动人的一生肌肤保养方案。

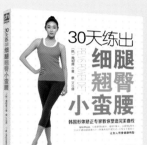

30 天练出细腿翘臀小蛮腰

作　者：［韩］黄相普
定　价：39.80 元

解救长久减肥失败的女人
每天 2 种运动，立减腰围 5 厘米，臀围 7 厘米，大腿围 3 厘米
30 天纤腰细腿减肥大计 + 疼痛有效护理方式 + 日常女王塑身法
让女人终身健康有型
韩国形体矫正专家教你塑造完美身体曲线

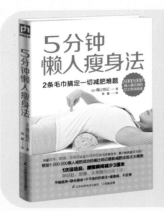

5分钟懒人瘦身法

作　者：[日]福辻锐记
定　价：32.80元

平躺瘦身＋静坐瘦身＋不节食的饮食法＝健康瘦，不反弹
孕妇肚、肥腰、大象腿统统瘦下来

　　全书以简单的作者自创的毛巾骨盆瘦身枕法为主轴，教你如何用两条毛巾达到躺着、坐着都能瘦的效果。同时还能矫正外扩的骨盆与美体塑形，打造完美的腿部、腰部、腹部以及臀部曲线，让女人不只瘦还能瘦得漂亮。另外作者还在这本书中针对皮肤、筋骨、情绪以及不同器官，设计自我检测表与一套超简单穴道按摩治疗法，让读者依照检测表就能找出自己哪个部位有问题，再配合穴道按摩，每天只要3分钟就能有效改善如失眠、便秘、腰痛、肩头僵硬等症状，打造好体质。

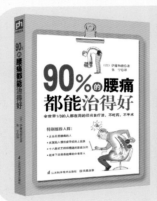

90% 的腰痛都能治得好

作　者：[日]伊藤和磨
定　价：32.80元

全世界 1/3 的人都在用的腰痛自疗法
不吃药，不手术

　　《90% 的腰痛都能治得好》以图片解析腰痛的不同原因，提供对症治疗法，以有趣的图解详述从疼痛到痊愈的五个阶段，只要跟着图示操作，持续保持正确的姿势和动作，就能帮你搞定腰痛、骨刺、坐骨神经痛、肩周炎、腰椎间盘突出等病症。

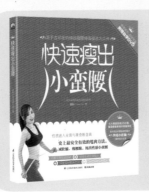

快速瘦出小蛮腰

作者：曲影
定价：36.00元

史上最安全有效的甩肉方法
减肚腩、瘦腰腹、练出性感小蛮腰

　　源于古印度的特效瘦腰排毒秘法大公开，让你从大腹婆变身 XS 小姐，重塑健康美丽的青春身材！